妇科常见病
防治全书

万红 编著

中国医药科技出版社

内容提要

　　妇科疾病常常困扰着女性朋友，影响她们的正常生活和身体健康。本书分别从月经不调、妇科炎症、妇科肿瘤、孕产期疾病、妇科小症和日常食疗保健六个方面，解答了女性朋友在生活中可能遇到的各种身体不适的问题。本书介绍的养护方法简便、实用、天然、有效，其中的一些食疗妙方，既可防病还能调养身体。希望本书能为广大女性朋友的健康保驾护航。

图书在版编目（CIP）数据

妇科常见病防治全书 / 万红编著. — 北京：中国医药科技出版社，2017.3
ISBN 978-7-5067-9040-6

Ⅰ.①妇…　Ⅱ.①万…　Ⅲ.①妇科病－常见病－防治　Ⅳ.①R711

中国版本图书馆CIP数据核字(2017)第020967号

妇科常见病防治全书

美术编辑　　陈君杞
版式设计　　大隐设计

出版　　中国医药科技出版社
地址　　北京市海淀区文慧园北路甲 22 号
邮编　　100082
电话　　发行：010-62227427　邮购：010-62236938
网址　　www.cmstp.com
规格　　710×1000mm $\frac{1}{16}$
印张　　14
字数　　191 千字
版次　　2017 年 3 月第 1 版
印次　　2018 年 6 月第 2 次印刷
印刷　　三河市国英印务有限公司
经销　　全国各地新华书店
书号　　ISBN 978-7-5067-9040-6
定价　　35.00 元

前言

　　人们常常说做女人难，现代女性更是难做，既要撑起事业的半边天，和男人一样供家养口，还要做好为人妻、为人母的角色。白天在工作中忙碌，晚上拖着疲惫的身子回到家，等待着的是忙不完的家务和处理不完的家庭琐事，常常被弄得焦头烂额。但是身为现代女性，也有自己排遣压力的渠道，约上几个闺蜜，一起逛街、看电影、吐槽身边的琐碎事，未尝不是令人愉快的消遣。闺蜜能够帮助我们缓解心理上的压力，可是遇到身体上的疾病就爱莫能助了。您身边一定也发生过这样的事例：惊闻身边有位女性朋友，年纪轻轻就患上了乳腺癌；或是叱咤职场的女强人，眼看身边的朋友都做了妈妈，自己却怎么也怀不上；抑或是身边最亲爱的家人，遭遇更年期的困扰……这些问题闺蜜不能帮您解决，本书却恰好填补了这一空缺，当您遇到身体上难以启齿的问题，都可以求助它。

　　本书分为六章，分别从月经期疾病、妇科炎症、妇科肿瘤、孕产期疾病、难缠的妇科小症和日常的女性保健六个方面，全面解答女性朋友在生活中可能遇到的各种常见妇科疾病。注重中医治疗是本书的一大特色，流传千年的中医学博大精深，在妇科病的治疗方面有着许多独特的优势。首先，中医治疗妇科病，不伤元气，风险小，用药方便，副作用小，安全可靠。其次，中医治疗可免除手术给女性带来的心理压力及精神负担，用天然药物调节内分泌，增强免疫力等，并在产后痛风的治疗、女性更年期保健、亚健康的调理、月经不调的治疗、性功能保健等方面疗效独特。另外，中医治疗运用的针灸、按摩、推拿等方式都不是对抗性的疗法，对各类妇科常见病、多发病、疑难病和不孕不育症的治疗、康复与保健具有独特的优势。最后，中医治疗妇科病在人流、药流术后的康复调养方面，亦具有独特疗效。针对女性这一时期伤气耗血、体质虚的特点，中医治疗对机体阴阳偏盛偏衰进行调理，从整体入手，使气通血活，补气养血养颜。此外，本书还选取了一些食疗妙方，用食性平和、容易获得、经济实惠的丰富食材，代替药物治疗疾病，使无病可防，病轻能愈，病重得缓。

真诚地希望这本书能够成为您生活中又一个"闺蜜"，让您拥有健康、美好的生活。

编者
2017 年 1 月

目录

第一章　月经不调——
　　　　学会疼爱"大姨妈"

第四章　孕产问题——
　　　　做健康的准妈妈，生健康的宝宝

第五章　妇科小症——
　　　　病小却不容忽视

第六章　专家的叮嘱——
　　　　女性的日常保健与食疗

第一章

月经不调

学会疼爱"大姨妈"

月经不调很常见，
但你了解它有哪些症状吗

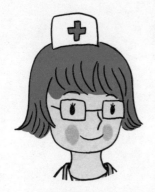

月经是指有规律的、周期性的子宫出血，月经正常来潮与否，"月"是一个女人是否健康的晴雨表。女性之所以比男性长寿，最重要的原因是女性有子宫，有月经，比男性多了一个排毒的通道，因此很多女性朋友会亲切地称月经为"大姨妈""好朋友""好事儿"。不过也有不少女性觉得来月经是一件相当麻烦的事情，所以又会称之为"那个""倒霉事儿""坏事儿"。不过无论是哪一种称呼，都不要忽视月经的不规律，因为一旦出现月经不调，就是在提示女性身体出现问题了。

正常的月经周期一般为 28 ~ 30 天，周期长短并非绝对，而是因人而异，出血的时间一般为 2 ~ 7 天，每一次月经出血总量不超过 80 毫升。"大姨妈"不按常理出牌，是困扰许许多多女性的问题，可以说人们对月经不调这个词已经很熟悉了，但是具体哪些症状才属于月经不调呢？

常见的月经不调包括经期先期、经期后期、经期延长、月经先后不定期、月经过多、月经过少等。

1. 月经先期

月经先期又称经期提前，是指月经周期提前 7 天以上，甚至 10 余天来一次，并且连续出现 2 个月经周期以上。如果月经偶尔提前一次，或者仅提前 3 ~ 5 天，又没有其他症状，属于正常的范畴。

2. 月经后期

月经后期是指月经来潮比正常周期延迟 7 天以上，甚至 40 ~ 50 天来一次，也称经期延迟。如果仅仅延后 3 ~ 5 天，且无其他不适症状者，不属于月经后期。月经初潮后数月内或更年期月经时有延后，并没有其他症状者，也不属于月经后期。

3. 经期延长

经期延长是指月经周期基本正常，经期时间超过 7 天以上，甚至淋漓不断长达半月之久。月经量不多，或稍多于正常月经量。

4. 月经先后无定期

月经先后不定期是指月经不按周期而来，或 1 个月内来 2 次月经，或超时不来，提前或者推后超过 5 天以上，并且连续出现 3 个月经周期以上。如果经期仅提前或者推后 3 ~ 5 天，并没有其他不适，又或者青春期初潮后 1 年内、更年期时出现的月经或前或后，不属于月经先后无定期。

5. 月经过多

月经过多是指月经周期正常，而经量明显多于正常经量，常常与月经先期或月经后期并见。月经过多的特点是经量明显增多，在一定时间内会自然停止。

6. 月经过少

月经过少是指月经周期正常，经量明显少于以往，或者伴有经期缩短，甚至还有点滴即净者。

总而言之，女性朋友们不要将月经不调当作一件平常小事对待，因为月经要有而且正常才代表你的身体是健康的。

"大姨妈"总是提前光临，
月经先期怎样治疗

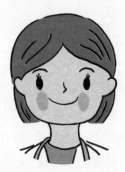

月经先期是常见的妇科病之一，常常困扰着广大女性朋友。临床表现为月经提前 7 天以上来潮，并非偶然 1 次，而是连续出现 2 个周期以上，月经周期短于 21 天，且有规律。月经先期最"青睐"生育年龄的女性。面对总是提前光临的"大姨妈"，女性朋友免不了担心自己的身体状况，所以及早了解其原因才是硬道理。

在中医学中，月经先期又称为"月经超前""月经趱前""经早"。中医认为，月经能否正常来潮，与肝、脾、肾以及冲、任二脉关系最大，而导致月经提前的原因，主要与气虚血热和阴虚血热有关。《丹溪心法》曰："经水不及期而来者，血热也。"素体阳气偏盛，或过量食用辛辣食物和补品，或情志抑郁，或久病失血较多的人，都容易血热。血热则迫血妄行，血流加快，以致经期提前。血热又有实热、虚热、肝郁化热之别。《景岳全书妇人规》云："若脉证无火，而经早不及期者，乃心脾气虚，不能固摄而然。"饮食失节或劳累过度的人最易损伤脾气，脾主统血，脾气虚弱，不能固摄血液，则血液妄行，导致月经提前来潮。因此，在治疗时想要取得良好的效果，也要根据证型辨证治疗。

1. 方剂疗法

● **党参黄芪汤：** 取党参、黄芪、白术、陈皮、当归、白芍各 10 ~ 15 克，升麻、柴胡、甘草各 3 ~ 6 克，大枣 6 枚，生姜 3 片，水煎服，每日 1 剂，分2次服用。此方有补气摄血的功效，对于治疗气虚型月经先期有效。此类月经先期主要表现为月经周期提前，经量增多，月经色淡质稀，多伴有神疲乏力，小腹空坠，食欲欠佳，大便稀薄。

● **丹皮白芍汤：**取牡丹皮、地骨皮、白芍、黄柏、青蒿各10～15克，熟地黄12～18克，黄连、甘草各3～6克，水煎服，每日1剂，分2次服用。若伴有乳房胀满、心烦易怒，加栀子10～15克，柴胡6～12克。此方有清热凉血、调经止血的功效，对于治疗血热型月经先期有效。此类月经先期主要表现为月经周期提前，月经量多，颜色深红，质黏稠，多伴有心烦急躁，口干苦，小便发黄。

● **生地丹皮汤：**取生地黄12～24克，地骨皮、玄参、白芍、麦冬、牡丹皮、怀牛膝各10～15克，女贞子、旱莲草15～30克，知母6～12克，水煎服，每日1剂，分2次服用。此方有养阴清热、调经止血的功效，对于治疗阴虚血热型月经先期有效。此类月经先期主要表现为月经周期提前，月经量多，颜色淡红，质黏稠，多伴有心烦急躁，五心烦热，腰膝酸软，失眠多梦。

2.饮食疗法

● **四汁粥：**取粳米50克，淘洗干净，放入锅中加水600毫升武火煮沸，转文火煮至粥即成时倒入鲜生地黄汁、鲜藕汁各40克，鲜益母草汁10克，生姜汁2克，继续煮至粥成，关火晾至温热，加蜂蜜搅拌均匀，每日1剂，分顿温热服用即可。此粥有滋阴养血、消瘀调经的功效，适用于经期提前的女性食用。

● **莲子枸杞粥：**取莲子心、薏苡仁各15克，枸杞9克，粳米适量。将莲子心、薏苡仁、枸杞分别洗净，同淘洗干净的粳米一起放入锅中，加水煮粥，先武火煮沸，再用文火熬煮，可作为早、晚餐食用。此粥有健脾、养心、益肝的功效，适用于肝脾两虚而致月经提前的女性食用。

● **韭菜炒羊肝**：取韭菜 100 克，羊肝 150 克，葱、生姜、精盐各适量。韭菜洗净、切段，羊肝切片，加生姜、葱、精盐，共放铁锅内炒熟。每日 1 次，佐餐食用，月经前连服 5 ~ 7 天。此菜有补肝肾、调经血的功效，适用于经期提前以及月经先后无定期的女性食用。

● **牡丹皮藕茶**：取新鲜牡丹皮 15 克洗净，放入锅中加水煎汤，去渣取汁，放入洗净、切碎的鲜藕，再加入适量白糖，煨煮成羹，每日 1 剂，连服 3 ~ 5 天。此茶有凉血止血的功效，适用于血热型经期提前的女性饮用。

3. 按摩疗法

患者取坐位或仰卧位，先用食指或中指按顺时针方向按揉中极穴 2 分钟，再点按半分钟，以局部胀痛为宜。如果想要增加效果，可以加按大肠俞、血海穴、解溪穴、隐白穴各 1 分钟，也是以局部胀痛为度。

除了以上 3 种方法之外，生活细节也是防治月经先期不可缺少的好方法。如做到饮食有节，切忌暴饮暴食、饥饱无常；避免过食辛辣燥热、油腻、刺激性食物，如辣椒、干姜、肉桂、烧烤、浓茶、咖啡、烟酒等；适量进食寒凉生冷之品，如生冷瓜果、冰镇饮料、凉拌菜；宜食含铁较多的食物，如动物心、肝、肾和瘦肉、蛋黄、豆制品等；经期尤为注意卫生，保持会阴部清洁，勤换洗内裤，避免寒冷刺激；保持心情舒畅，特别在月经来潮之前与经期，更要保持良好的精神状态，避免情绪过于激动；参加适当的身体锻炼，提高机体抗病能力，但是经期应避免剧烈运动和重体力劳动等。

如果月经先期不及时治疗，极有可能导致月经周期越缩越短，甚至半月即出现一次；如果还伴有月经量过多，则有可能进一步发展为崩漏，进而贫血；如果影响了排卵功能，则可能导致不孕症。因此，平时一定要做好月经先期的防治工作。

"大姨妈"总是向后拖，
你是否有月经后期的困扰

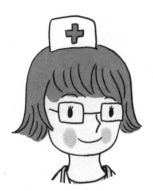

不良的生活作息和不健康的饮食习惯，往往会导致一系列的健康问题。而对于女性来说，最常见的就要数妇科疾病了。偏嗜生冷、油腻，长此以往会使身体变为阳虚或痰湿体质，其中最明显的表现之一就是"大姨妈"向后拖，中医称之为"月经后期"，即月经周期延长 7 天以上，甚至 3 ~ 5 个月一行。

中医认为，月经后期分虚、实 2 种。若营血亏虚，冲任不充；或阳气不足，脏腑失于温养，生化不及，冲任不盛；或真阴亏损，虚热内生，水亏血少，冲任不足，以致血海不能及时满溢导致的月经后期属虚证。若外感寒邪；或内伤生冷，血为寒凝，阻滞冲任；或情志不舒，气机郁滞，血行不畅，滞涩冲任；或痰湿停积，壅滞冲任，使血海不能如期满溢导致的月经后期属实证。除此之外，月经后期又可分为血寒、虚寒、血虚、气滞、痰郁等多种类型，在治疗时要采用不同的方法进行辨证治疗。

1. 方剂疗法

● **党参当归汤：**取党参、当归、白芍、怀牛膝、蒲黄（包煎）、五灵脂各 10 ~ 15 克，川芎、肉桂、牡丹皮、莪术、炮姜各 6 ~ 12 克，煎汤服用，早、晚各 1 次。此方有温经散寒的功效，对于治疗血寒型月经后期有效。此类月经后期多表现为月经延后，月经量少且血色暗红、有血块，多伴有小腹疼痛，得温痛减，面色苍白，畏寒肢冷。

● **当归续断汤**：取当归、续断、白芍、黄芪、香附各10～15克，吴茱萸、川芎、肉桂、艾叶、附子（先煎）各6～12克，生地黄10～18克，水煎服，早、晚各1次。此方有温经散寒、暖宫补虚的功效，对于治疗虚寒型月经后期有效。此类月经后期多表现为月经延后，月经量少且色淡、质清稀，小腹隐隐作痛，喜温喜按，常伴有腰膝酸软，大便稀溏。

● **党参黄芪汤**：取党参、黄芪、熟地黄、当归、白术、枸杞、杜仲各10～15克，陈皮、首乌、炙甘草各6～12克，煎汤服用，每日1剂，早、晚分服。此方有补养气血的功效，对于治疗血虚型月经后期有效。此类月经后期多表现为月经延后，月经量少且色淡、无血块，小腹空痛，伴有头晕眼花，心悸，失眠，面色萎黄。

● **乌药香附汤**：取乌药、香附、木香、当归、白芍、元胡各10～15克，柴胡、薄荷（后下）、郁金、牡丹皮、栀子、甘草各6～12克，水煎服，早、晚各1次。此方有疏肝理气、活血化瘀的功效，对于气滞型月经后期有效。此类月经后期主要表现为月经延后，月经量少且颜色暗红、有血块，常伴小腹胀痛，两胁或乳房胀痛。

● **陈皮半夏汤**：取陈皮、半夏、苍术、茯苓、党参、香附各10～15克，砂仁6～12克，甘草3～9克，煎汤服用，每日1剂，早、晚分服。此方有健脾除湿、理气化痰的功效，对于治疗痰郁型月经后期有效。此类月经后期主要表现为月经延后，月经色淡、质稠，常伴带下量多，胸闷，心胸胀满，神疲乏力，身体肥胖。

除此之外，中医治疗月经后期还有很多经验方，如干姜香附汤，即干姜、小茴香、香附各6～12克，乌药10～15克，水煎服，每日1剂，于月经前连续服用1周，对治疗血寒型月经后期有效；益母草汤，即益母草、仙茅、续断、香附各10～15克，桂枝6～12克，紫石英20～30克，水煎服，每日 1 剂，于月经前连续服用 1 周，对治疗虚寒型月经后期有效；益母草红糖汤，即益母草、当归各 10 ～ 15 克，生姜 3 ～ 6 克，水煎服，可以加红糖调味服用，每日 1 剂，于月经前连续服用 1 周，对治疗血虚型月经后期有效；桃仁汤，即桃仁、红花、牡丹皮、薄荷（后下）各 6 ～ 12 克，黄芪、白芍、当归各 10 ～ 15 克，水煎服，每日 1 剂，于月经前连续服用 1 周，对治疗气滞血瘀型月经后期有效。

2. 饮食疗法

● **大枣益母茶**：取大枣、益母草各 20 克，放入锅中加水 650 毫升，浸泡 30 分钟，开武火煮沸，转文火煎 30 分钟，过滤药渣，留药汁约 200 毫升。再将药渣加水 500 毫升，煎得药汁 200 毫升。将两次药液合并，加入红糖溶化，每日 1 剂，每次约 200 毫升，早、晚温服。此茶有温经养血、祛瘀止痛的功效，适用于血虚寒凝所致的经期延后、月经量少的女性饮用。

● **苏木黑豆粥**：取苏木 10 克、黑豆 100 克洗净，放入锅中加水适量，炖至黑豆快熟时去掉苏木，加入适量糯米熬煮成粥，加红糖调味，分 2 次趁热食用。此粥有补肾活血的功效，适用于经期延后、经血量少的女性食用。

● **参芪羊肉汤**：取党参、黄芪、当归各 30 克洗净，生姜 50 克切片，羊肉 500 克洗净、切块，共同放入锅中，加入适量水，煮至羊肉熟烂，加盐调味，食肉喝汤即可。此汤有补益气血的功效，适用于气血不足所致的月经后期的女性食用。

● **当归黑豆牛肉汤**：取黑豆 30 克洗净，放入不放油的锅中炒熟，盛出备用。牛肉 100 克切片，与烧熟的黑豆、当归 20 克一同放入砂锅中，加适量清水煮至豆熟肉烂，加盐调味，食肉饮汤即可。此汤有温补脾肾、养血调经的功效，适用于血寒所致的经期延后的女性食用。

3.按摩疗法

患者取坐位或立位，双手中指分别按于两侧肾俞穴上，用力按揉30～50次；或握拳，用食指掌指关节突按揉肾俞穴，按至局部有热感为度。除此之外，还可加按中脘穴、气海穴、足三里穴各1分钟，同样以被按摩处微热为度。

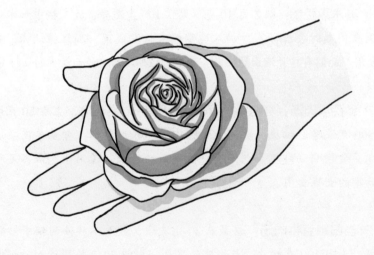

"大姨妈"赶也赶不走，
经期延长该怎么办

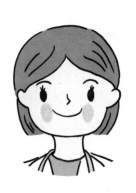

女性正常的月经时间是 3 ~ 5 天，而有些女性月经一来就是 1 周以上，有的甚至淋漓达半个月才干净，这样的病证在中医上称之为经期延长。不得不说，"大姨妈"赶也赶不走给许多女性生活和心理上都造成了很大困扰。

一般来说，女性经期延长常常预示着血小板减少性紫癜、再生障碍性贫血等血液病，盆腔炎症，子宫内膜息肉，子宫内膜炎，慢性子宫肥大症，子宫肌瘤，子宫功能失调性出血，子宫内膜异位症等疾病出现。此外，有时放置节育器也会引起经期过长。

中医认为，经期延长多与风、寒、湿、热邪毒外侵、平素身体虚弱、饮食失调、劳倦过度、思虑伤神、地理环境改变等有关。一般有气虚失摄、阴虚血热、气滞血瘀、湿热阻滞 4 种类型，因此治疗也应以益气摄血、滋阴清热、活血化瘀和清热利湿为侧重点。

1. 方剂疗法

● 举元煎：取人参、炙黄芪各 10 ~ 20 克，炙甘草、白术各 3 ~ 6 克，升麻 4 克，水煎服，每日 1 剂，早、晚分服。此方有补气摄血、固冲调经的功效，适合气虚失摄型经期延长。其主要表现为月经时间超过 7 天以上，而周期基本正常，月经量多色淡，质较清稀，常伴有身体倦怠乏力，舌淡，脉虚弱无力。

● **生地玄参汤**：取生地黄 10 ~ 18 克，地骨皮、玄参、麦冬、白芍、旱莲草、茜草、益母草、乌贼骨各 10 ~ 15 克，女贞子 15 ~ 30 克，阿胶（烊化）10 克，水煎服，早、晚分服。此方有养阴清热、凉血止血的功效，适合阴虚血热型经期延长。此类经期延长主要表现为月经量较少，月经色红、质稠，常常伴有两颧部潮红，心窝、手心、脚心部发热，腰膝酸软，舌红，苔薄而干，脉细数。

● **桃仁红花汤**：取桃仁、红花、川芎各 6 ~ 12 克，当归、白芍、熟地黄、蒲黄（包煎）、五灵脂、香附、茜草、益母草各 10 ~ 15 克，煎汤服用，早、晚各 1 次。此方有活血祛瘀、固冲止血的功效，适合气滞血瘀型经期延长。其主要表现为月经时间超过 7 天以上，周期基本正常，颜色紫暗有块，小腹胀痛，舌紫暗，脉涩。

● **四妙丸合小蓟饮子**：四妙丸口服，1 次 6 克，1 日 2 次；小蓟饮子取生地黄 30 克，小蓟、滑石各 15 克，蒲黄（包煎）、藕节、淡竹叶、山栀子各 9 克，木通、当归、炙甘草各 6 克，煎汤服用，早、晚各 1 次。此方有清热利湿、固冲止血的功效，适合湿热阻滞型经期延长。此类经期延长主要表现为月经量多、颜色红、有血块、质稠，常有小腹坠胀，平时带下量多、色黄，还可伴有阴痒，舌红，苔黄腻，脉滑数。

此外，很多经验效方也能很好地治疗经期延长。如茜草汤，即茜草、白芍、仙鹤草、益母草各 10 ~ 15 克，女贞子、旱莲草 15 ~ 30 克，生地黄 10 ~ 18 克，黄精 12 ~ 24 克，水煎服，每日 1 剂，适合阴虚血热型月经延长的女性于月经开始第 1 天服用，连用 1 周；当归汤，即当归、白芍、赤芍、香附、乌药、益母草、蒲黄（包煎）10 ~ 15 克，桂枝 6 ~ 9 克，水煎服，每日 1 剂，适合气滞血瘀型月经延长的女性于月经开始第 1 天服用，连服 1 周。

2. 饮食疗法

● **参芪归鸡汤**：取母鸡肉 1500 克切块、洗净，党参、黄芪、当归各

30克，共同放入锅中，文火慢炖至熟，加盐调味即可。此汤分5次食用，月经干净后连续食用10天有效。

● **山药炒猪肉**：取新鲜山药150克去皮、洗净、切片，黑木耳5克泡发，猪瘦肉100克切片，放入热油锅中爆炒，加盐调味即可佐餐食用。

● **赤小豆粳米粥**：取赤小豆30克洗净，鲜生地黄50克切丝，粳米150克淘洗干净，一同放入锅中加水熬煮成粥，分早、晚食用即可。

除此之外，女性还要注意经期延长的自我护理，以帮助疾病尽快康复。

☆ 注意调节情志	精神刺激会干扰中枢神经系统的正常功能，进而影响卵巢的功能，发生内分泌紊乱，从而加重经期延长，因此要保持心情舒畅，尽量避免强烈的精神刺激。
☆ 注意调节饮食	经期要忌食辛辣香燥之品，多吃新鲜蔬果，注意营养均衡等。
☆ 适度参加体育活动	适量的体育活动，可以促进新陈代谢，加速血液循环，对经期延长患者的恢复有帮助。但要注意循序渐进，量力而行，不要参加剧烈的运动。
☆ 养成良好的生活起居规律	养成良好的作息习惯；不要参加重体力劳动，以免造成出血量增多。
☆ 注意经期卫生	经期延长的患者容易发生感染，所以要注意经期的卫生，严禁经期性生活。

"大姨妈"不规律，
还在认为这是少女的专利吗

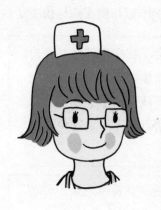

月经是子宫内膜在雌激素作用下发生的周期性子宫出血，有规律的月经周期一般是28～30天，提前或者延后7天仍然属于正常范围，不必过于担心。

通常情况下，月经不调容易发生在青春期少女身上，因为此阶段的少女由于下丘脑－垂体－卵巢轴的功能尚未完全发育成熟，所以，月经初潮后的1～2年内月经不规律也是比较正常的，少数少女月经不规律甚至可以延长至3～4年。也正因为很多女性都经历过少女时期月经不规律的情况，所以很多女性都会认为月经不规律是少女的专利。其实，不尽然。

现如今，随着女性在职场中扮演的角色越来越多样化，如一些上班族的女性常常需要出差去其他城市，往往每到一个新的环境，月经来潮总会提前或延后，甚至1～2个月不来月经，或者还会出现月经量增多或减少等月经紊乱的现象；一些女运动员们，尤其是尚未来月经的小运动员，其出现月经初潮推迟、月经失调的较少，少数会出现闭经；初潮以后参与训练的女运动员，月经紊乱的较多，闭经的较少。此外，有些女性因为精神压力或其他疾病等原因，原本规律的月经也会突然延后2～3个月不来，再来的时候血量较多；或有时2个月来1次，有时又1个多月来2次；中年女性往往会在绝经前出现月经提前或者延后等。由此可见，月经不规律并非青春期少女的专利。

中医认为，月经不规律即月经先后无定期，又称"经乱"，主要是由于气血失和，冲任功能紊乱，血海蓄溢失常造成的，有肝郁气滞、肾虚、肝郁肾虚和脾虚4种证型，所以治疗时也要辨证清楚。

1. 方剂疗法

● **柴胡汤剂**：取柴胡、薄荷（后下）、栀子、牡丹皮、香附、乌药、红花各6～12克，白术、茯苓、当归、白芍各10～15克，川芎、甘草各3～9克，水煎服，每日1剂，早、晚分服。此方有疏肝解郁、理气调经的功效，适合肝郁气滞型月经先后无定期，即经期或前或后，经量或多或少、颜色暗红、有血块，常伴有小腹胀痛，胸闷不适，精神抑郁者服用。

● **党参甘草汤**：取党参、山药、山茱萸、菟丝子、五味子、远志、白芍、当归各10～15克，熟地黄10～18克，柴胡、荆芥穗、甘草各6～12克，水煎服，每日1剂，早、晚分服。此方有补肾气、调冲任的功效，适用于肾虚型月经先后无定期，即月经量少、色淡、质地清稀，常伴腰膝酸软，头晕耳鸣，小腹空坠，夜尿增多者服用。

● **逍遥散**：取柴胡、当归、白芍、白术、茯苓各50克，炙甘草15克，共为粗末，每服6～9克，每日2次。此方有疏肝解郁、和血调经的功效，适合肝郁肾虚型月经先后无定期，即经色暗红或有血块，或经行不畅，胸胁、乳房、少腹胀痛，精神郁闷疲惫，时时欲叹息，嗳气食少，舌质淡或正常，苔薄白，脉弦细者服用。

● **归脾汤**：取白术、当归、白茯苓、炒黄芪、远志、龙眼肉、炒酸枣仁各3克，人参6克，木香1.5克，炙甘草1克，水煎服，每日1剂，早、晚分服。此方有补脾益气、养血调经的功效，适用于脾虚型月经先后无定期，即月经量多、色淡、质稀，身体倦怠乏力，脘腹胀满，食少不欲食，舌淡，苔薄，脉缓者服用。

2. 饮食疗法

● **枸杞当归羊肉汤**：取枸杞20克、当归10克分别洗净，羊肉150克洗净、切片，一同放入砂锅中，加入适量清水煮至羊肉熟烂，加盐调味，喝汤食肉，每日1剂，连服5天。此汤有补肾调经的功效，适用于肾虚型月经先后无定期的女性食用。

● **月季花桃仁酒**：取月季花10克，核桃仁20克，红糖50克，一起放入砂锅中，加适量清水煎煮30分钟后去渣留汁，然后混入葡萄酒50克搅拌均匀，每日1剂，于月经前后冲饮，连服5天。此酒有补肾调经的功效，适用于肾虚型月经先后不定期的女性饮用。

● **川芎月季花茶**：取川芎、月季花、茶叶各6克。将川芎用冷开水洗净、晾干、切碎，月季花用冷开水洗净、晾干，与茶叶一同放入茶杯内，用沸水冲，加盖泡10分钟。每日1剂，代茶频饮，于月经前5日开始服用，连用1周。此茶有行气解郁、活血调经的功效，适用于气滞血瘀型月经先后无定期的女性饮用。

● **黄芪乌骨鸡**：取乌骨鸡1只，去除内脏，斩去鸡爪，洗净；黄芪50克洗净、晾干、切碎，放入鸡腹中，用线扎好，放在大碗中，加清汤没过乌骨鸡，下葱段、姜片、味精、盐、黄酒调味，放置在蒸笼内蒸1~2小时，至鸡肉熟烂即可。本品有健脾益气、补血调经的功效，适用于气虚血亏型月经先后无定期的女性食用。

3. 艾灸疗法

● **隔姜灸或温和灸**：取关元穴、命门穴各灸20分钟，肩井穴、太冲穴各灸10分钟。对于肝郁气滞型月经先后无定期的女性有效。如果是肾虚型月经先后无定期者，则用同样的方法，取归来穴、阴交穴灸不少于10分钟，八髎穴灸不少于15分钟。

月经过多，是"大姨妈"在向你透露什么信息

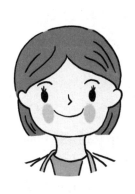

近年来，广大女性同胞对自己的身体健康越来越关注，有些女性发现自己的月经周期和经期虽然基本正常，但月经血量明显增多，并在一定时间内自然停止。有些女性还伴有痛经、不孕和包块等。女性月经过多的危害有很多，时间长、血量多可能会引起缺铁性贫血；面色、唇色发白、无力、出虚汗等，还容易造成低血压、晕眩、发怒，并且会损及心脏功能。有些女性每当月经来时就开始担心，会不会这次的月经量又特别多，担心过多的经血会外漏，或是流失过多的经血会使身体变虚弱等问题。那么，为什么月经量会特别多呢？

据研究显示，不同年龄、不同生理阶段的女性，发生月经过多的原因各不相同，以 25 ~ 40 岁女性为例，月经过多，基本是其在向你透露以下几个问题。

1. 避孕不当

生育后的女性采取的最普遍的避孕方式就是戴子宫环，而子宫环带来的最突出的问题就是月经周期缩短、经期延长、经量明显增多以及经后淋漓出血等。正确服用短效口服避孕药，能使女性月经变得规律，减轻痛经的苦恼，但若服用不当，则会引起激素调节紊乱，从而出现异常增多的月经。采用长效针剂或皮下埋植药物避孕者，由于外用生殖激素在体内未达

到平衡，而导致持续性、点滴状的出血。

2. 生殖器官炎症

感染是引起阴道出血的常见原因。当女性出现焦虑、紧张、劳累等使自身防御功能下降的情形时，各种致病因素就可能乘虚而入，导致各种炎症的发生，使局部的血管变得脆弱，行经时出血不易凝止，往往会引起月经量增多和经期延长。如子宫内膜异位症，原本该长在子宫壁内层的组织出现在其他位置上，会干扰生殖器官的各种正常生理功能，常常会伴随各种月经失调，如经期延长、月经过多、经前点滴出血、继发性痛经等。如果月经量逐渐增加，并且伴有日渐严重的痛经，那么有可能提示子宫内膜异位。

3. 生殖器肿瘤

肌间和黏膜下的子宫肌瘤都可能引起月经过多。子宫颈癌最初的症状是性交后出血，而且在行经前后尤其突出，有时甚至可能引起致命性的大出血，如血液病。月经过多有时并非生殖器官本身的问题，有可能提示血液病。如果凝血系统发生异常，如血友病患者，由于血液不容易凝固，会导致每次月经量大和出血时间长。其他血液病，如血小板减少性紫癜、白血病、再生障碍性贫血等也会累及凝血系统，使月经量增多。

中医认为，造成女性经量较多的原因多与血热、气虚、血瘀有关。

☆ 血热

此种类型的女性属于阳性体质，平时爱吃辛辣煎炸的食物；有的因为心情郁闷以致肝郁化火；有的因为思虑过度以致心阴不足、心火偏亢；有的则是因为感受到外界的热邪，迫血妄行，所以导致月经过多。

☆ 气虚

此种类型的女性中有的是由于本就身体虚弱，有的则是因为久病后脾气受损，平时劳累过度以及吃过多寒凉的食物等，终致脾气受损，中气虚弱，气不摄血，进而出现月经过多。

☆ 血瘀

此种类型的女性中有的是由于有小产、人工流产病史，如此一来体内比较容易积聚瘀血，有的是因为长期心情郁闷，导致体内瘀血停聚。如果瘀血不去，新血就不能在经络中正常运行，如此便会导致月经过多。

当女性发现自己月经过多时，应该去医院检查，彻底找出原因。因为若是月经过多而没有及时治疗，可能会转为崩漏，所以应该特别注意。

只有了解了月经过多可能提示的各种疾病，才能在治疗时选择最佳的方法，为自己解除病痛。

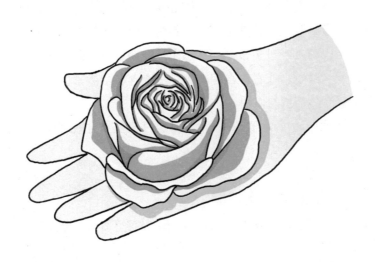

月经过多，中西医治疗
有什么异同

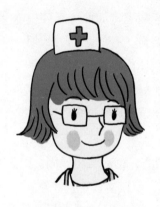

月经过多，在中医妇科学中是一种病证，然而在西医妇科学中，这仅仅是一种症状，可以出现在生殖系统炎症、生殖器官肿瘤、子宫内膜异位症、功能性子宫失调出血甚至血液病等疾病中。因此，在治疗月经过多时，除了运用中医学的辨证论治，还应该重视辨病，从而选择最佳的治疗方法。对于必须采取手术的女性，应该劝其尽早接受手术治疗，以免延误病情。

就西医而言，治疗月经过多主要是通过积极治疗原发病、服用调节内分泌的药物和手术的方法进行治疗。如果确诊是器质性病变，应该首先进行相应的原发病治疗；如果是血液病造成的月经过多，应进行血液内科治疗；如果是子宫肌瘤，尤其是黏膜下肌瘤，应该选择相应的手术治疗；如果是不明原因的月经过多，可以考虑在月经期以及之前服用止血药物、施行子宫内膜切除术，或者在宫腔内放置一个含有孕激素的宫内节育器，也可以起到减少月经量的作用。

相对于西医治疗而言，中医治疗月经过多虽然见效缓慢，但是可以标本兼治。

1.方剂疗法

● **当归白芍汤**：取党参、黄芪、白术、陈皮、当归、白芍各 10 ～ 15 克，升麻、柴胡、甘草各3～6克，生姜3片，大枣6枚，水煎服，每日1剂，早、晚分服。此方有补气养血、固摄冲任的功效，适合气虚型月经过多，表现为经量明显增多，月经颜色淡红，质清稀，多伴有神疲乏力，小腹空坠，心神不安，饮食不佳，大便稀薄等症状的女性服用。

● **丹皮青蒿汤**：取牡丹皮、白芍、黄柏、青蒿各10～15克，生地黄10～18克，熟地黄12～18克，黄芩6～12克，甘草3～6克，水煎服，每日1剂，早、晚分服。此方有清热凉血、调经止血的功效，适合血热型月经过多，表现为月经量明显增多，颜色鲜红或深红，质黏稠，多伴有心烦急躁，口干苦，小便发黄等症状的女性服用。

● **地骨皮玄参汤**：取地骨皮、玄参、白芍、麦冬、牡丹皮、怀牛膝各10～15克，女贞子、旱莲草15～30克，生地黄12～24克，知母6～12克，水煎服，每日1剂，早、晚分服。此方有清热养阴、调经止血的功效，适合阴虚血热型月经过多，表现为月经量明显增多，颜色淡红，质黏稠，多伴有心烦急躁、五心烦热、腰膝酸软、失眠多梦等症状的女性服用。

● **蒲黄茜草汤**：取蒲黄（包煎）、五灵脂、茜草、益母草、熟地黄、当归、白芍、鸡血藤、香附、川楝子各10～15克，川芎、红花各6～12克，水煎服，每日1剂，早、晚分服。此方有活血化瘀、通经止血的功效，适合血虚型月经过多，表现为月经量明显增多，或持续不净，颜色暗黑，有血块，可伴有小腹疼痛拒按，舌质紫暗或有瘀点，脉细涩等症状的女性服用。

2. 饮食疗法

● **母鸡艾叶汤**：取艾叶15克、老母鸡1只均清洗干净，老母鸡切块，一同放入砂锅中，加入适量水，文火慢炖至鸡肉熟烂，加盐调味，分2～3次，在月经期连续食用2～3剂即可。此方有补气、调冲任的功效，适用于气虚型月经过多的女性食用。

● **双鲜汁**：取鲜生地黄50克，鲜白萝卜250克，均洗净、切块，放入榨汁机中榨汁饮用，每次50毫升，每日2～3次。此方有清热凉血的功效，适合血热型月经过多的女性饮用。

● **猪皮酒**：取猪皮1000克，加适量清水，文火炖至汁液黏稠，加黄酒250毫升、白糖25克调匀、冷却，每次服用时取20毫升，开水冲化温服即可。此方有补虚清热的功效，适用于阴虚血热型月经过多的女性饮用。

● **地黄酒**：取黄酒200毫升倒入杯中，加生地黄6克、益母草10克，隔水蒸约20分钟，每次服用50毫升，每日服用1次即可。此方有活血止血的功效，适用于血瘀型月经过多的女性饮用。

除此之外，月经过多的女性还要加强日常护理，这样才能让月经过多远离你。如注意寒温适宜，根据气候环境的变化适当增减衣物，不要过冷、过凉，以免招致外邪，损伤血气；注意饮食定时、定量，不暴饮暴食，平时加强补充营养，适当食用鸡肉、海鲜、牛奶、鸡蛋等，以保证蛋白质的摄入量。对于血瘀型月经过多的女性，可以食用一些理气活血的食品，如山楂、橘子、丝瓜等；血热型月经过多的女性，宜食用清热或者滋阴的食品，如莲藕、马齿苋等，忌食煎、炸、辛辣和温补炖品。另外，还要重视节育和节欲，避免损伤冲任、精血和肾气。若在使用节育环后发生出血过多的情况，应该及时调整节育环的型号。

月经过少，一定就是
传说中的虚证吗

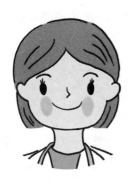

有些女性发现自己的月经周期是正常的，但是月经量明显减少，有时甚至点滴即净；还有些女性经期缩短不足 2 天，月经量也减少。稍有一些医学常识的女性往往会认为自己是血虚或者气虚导致了月经过少，事实上，并非只有身体虚才会导致月经过少，以下因素同样是致病原因。

1. 雌激素水平低

体内雌激素水平低，会导致子宫内膜增生不够厚，从而使来月经时出血量减少。如果遇到情绪紧张、环境改变或心理压力增大等刺激时，会导致内分泌暂时性紊乱，也会使雌激素水平增多或减少，进而使月经量增多或减少。

2. 营养不良

有些女性爱挑食，还有的女性为了减肥而减少食物的摄入，导致营养供给不够。然而随着工作、生活压力的加重，每天消耗的能量远远大于摄入的营养和热量，于是身体就会产生一些防御性的反应，如月经量减少，甚至闭经。

3. 过度肥胖

体重超过标准体重的女性，可能会由于内分泌失调而导致月经量减少，而且月经不准的程度与体重增加的程度成正比。

4. 相关疾病

凡是子宫内膜受损的疾病都会导致月经量减少。如月经量逐渐变少，甚至闭经，可能提示子宫内膜结核；宫腔积液、炎症破坏子宫内膜，愈合后形成的瘢痕也会使月经量减少；过度刮宫等宫腔内操作、子宫发育不良等先天疾病，也会导致月经过少。

中医认为，月经过少多是由于血虚、肾虚、血瘀、痰湿等原因导致的，所以治疗也应该从这些方面入手。

1. 方剂疗法

● **党参黄精汤**：取党参、黄芪、茯苓、白术、熟地黄、当归、白芍各10 ~ 15克，川芎、陈皮、炙甘草各6 ~ 12克，鸡血藤、黄精各12 ~ 24克，水煎服，每日1剂，早、晚分服。此方有养血调经的功效，适合血虚型月经过少，表现为月经量少，或点滴即净，月经色淡、质稀，面色无华，皮肤干燥，头晕目眩，心悸不宁，小腹空坠，手足不温，舌淡，脉虚细的女性服用。

● **山药熟地汤**：取山药、山茱萸、菟丝子、杜仲、白芍、当归各10 ~ 15克，熟地黄10 ~ 18克，补骨脂、仙灵脾、甘草各6 ~ 12克，水煎服，每日1剂，早、晚分服。此方有温补肾气、养血调经的功效，适合肾虚型月经过少，表现为月经量少，颜色淡红或暗红，质地清稀，伴有腰膝酸软，头晕耳鸣，小腹空坠冷痛，夜尿增多的女性服用。

● **桃红四物汤**：取川芎10克，当归、桃仁、枳壳、赤芍、白芍各15克，熟地黄20克，红花6克，益母草30克，鸡内金、香附各12克，丹参20克，水煎服，每日1剂。此方有活血化瘀的功效，适合血瘀型月经过少，表现为月经量少，颜色暗黑，有血块，可伴有小腹胀痛的女性服用。

● **茯苓乌药汤**：取茯苓、半夏、陈皮、苍术、香附、益母草、乌药（先煎）10～15克，胆南星、枳壳各6～12克，生姜、甘草各3～6克，水煎服，每日1剂，早、晚分服。此方有健脾燥湿、化痰调经的功效，适合痰湿型月经过少，表现为月经量少，颜色淡红，质黏稠，多伴形体肥胖、胸闷、带下量多、淋漓不尽的女性服用。

此外，还有很多中成药对治疗月经过少有效。如口服八珍益母丸或人参养荣丸，每次1丸，每日2次，适合血虚型月经过少的女性；口服益坤丸，每次1丸，每日2次，适合肾虚型月经过少的女性；口服温经丸，每次1丸，每日2次，适合下元虚寒型月经过少的女性；口服益母草膏，每次10克，每日2～3次，适合血瘀型月经过少的女性。

2.饮食疗法

● **阿胶糯米粥**：取阿胶20克捣碎，放入锅中，用文火炒至黄色，研为细末备用。糯米淘洗干净后煮粥，待九成熟时加入阿胶粉和红糖，边煮边搅拌，待粥熟阿胶融化即可。此方有养血止血、滋阴补虚的功效，适合肾虚型月经量少，表现为经血量少，颜色较淡，月经期间腰膝酸软，足跟痛，头晕耳鸣，尿频者食用。

● **山楂糕**：取山楂1000克，洗净后放入锅中，加入适量清水，文火煮至熟烂，再加入红糖250克，熬煮至稀糊状即可。此方有活血化瘀的作用，适合血瘀型月经量少，表现为月经量少，颜色淡红，白带黏稠，体型肥胖，月经期间感觉胸闷呕吐，舌苔白腻的女性食用。

● **枸杞炖羊肉**：取羊腿肉1000克，放入开水中煮透，捞出后放入冷水中洗净血沫，切块。向锅中倒入适量油烧热，放入姜片煸出香味，再放入羊肉块翻炒至变色，加枸杞50克翻炒均匀，倒入料酒、清汤，武火煮沸，加葱段后再次煮沸，撇去浮沫，加盐、味精调味，食肉喝汤即可。此汤有补肾养血的功效，适用于肾阳亏虚型月经量少的女性食用。

总体来说，除了以上食疗方法，月经过少的女性还要注意日常饮食宜忌，以帮助自己尽快恢复。

☆ 虚证或血寒所致月经过少者	此种类型的月经过少者，饮食宜偏于温补，宜食用营养价值高的牛肉、鸡肉、鲤鱼、枸杞、龙眼肉、大枣、牛奶、鸡蛋、黑木耳、香菇等食品；不宜食用生冷酸涩之品，如冷饮、黄瓜、苦瓜、苦菜、马齿苋、梨、杨梅、李子、杏等食品。
☆ 血瘀所致月经过少者	此种类型的月经过少者，宜多吃理气食品，如橘子、荔枝、山楂、鲜藕、丝瓜、萝卜等；不宜食用酸涩之品，如香蕉、米醋、杨梅、酸枣、李子、杏等。
☆ 痰湿所致月经过少者	此种类型的月经过少者，应少食或忌食肥甘厚腻之品，如各种蛋类、动物内脏、脂肪、鱼类、奶油、巧克力、甜食等；平时应该注意营养而清淡的食品，如新鲜白菜、莲藕、萝卜、黄瓜、西红柿、牛奶等。

当然，女性平时加强体育锻炼，促进机体气血流通；避免着凉，不要淋雨、涉水、洗冷水澡，更不要坐卧潮湿之地，做好保暖工作；注意外阴的清洁卫生等也是必不可少的。

虚虚实实病因多，
女性闭经如何治

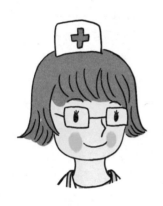

　　有些女性在进入青春期以后从未出现过月经来潮，或者规律的月经周期建立以后又停止，这种现象称为闭经。

　　闭经依据不同的原因可以划分为原发性闭经和继发性闭经。原发性闭经是指由于患者先天发育异常而导致的闭经。继发性闭经是指曾经有月经来潮，但是由于后天环境因素影响而出现的闭经。长期服用避孕药物，致使子宫内膜不能生长到正常的厚度，仅仅是薄薄的一层，且子宫内膜的腺体也发育不健全，会逐渐导致月经量减少，甚至闭经。

　　中医认为，导致闭经的原因有很多，主要有肝肾不足、气血虚弱、阴虚血燥、气滞血瘀、痰湿阻滞5种，治疗时要根据具体情况对症下药。

1. 方剂疗法

　　● **山药杜仲汤**：取山药、山茱萸、菟丝子、何首乌、杜仲、白芍、当归各10～15克，熟地黄10～18克，鸡血藤12～24克，补骨脂、仙灵脾、甘草6～12克，水煎服，每日1剂，早、晚分服。此方有滋补肝肾、养血调经的功效，适合肝肾不足型闭经，表现为年过18岁尚未来月经，或逐渐由月经后期发展至停经，常伴有体质虚弱、腰膝酸软、头晕耳鸣等症状的女性服用。

● **益母草熟地汤**：取党参、黄芪、白术、茯苓、当归、白芍、陈皮、五味子、益母草各10～15克，川芎、升麻、甘草各6～12克，熟地黄10～18克，水煎服，每日1剂，早、晚分服。此方有补养气血、调理冲任的功效，适合气血虚弱型闭经，表现为月经逐渐推迟，经量逐渐减少，最后发展至停经，可伴有头晕眼花、心悸失眠、神疲乏力、面色萎黄等症状的女性服用。

● **三地汤**：取生地黄、熟地黄、地骨皮、丹参、白芍、麦冬、知母、牡丹皮、鸡血藤、益母草各10～15克，黄精12～24克，阿胶10克，水煎服，每日1剂，早、晚分服。此方有滋阴清热、养血调经的功效，适合阴虚血燥型闭经，表现为五心烦热，腰膝酸软，夜间盗汗，身体烘热，失眠多梦等症状的女性服用。

● **桃仁红花汤**：取桃仁、红花、川芎、柴胡、甘草各6～12克，当归、熟地黄、赤芍、怀牛膝、益母草、香附、蒲黄（包煎）各10～15克，水煎服，每日1剂，早、晚分服。此方有疏肝理气、活血调经的功效，适合气滞血瘀型闭经，表现为情绪低落，烦躁易怒，胸胁胀满，乳房胀满不适，腹部胀满疼痛等症状的女性服用。

● **茯苓陈皮汤**：取茯苓、半夏、陈皮、苍术、香附、当归、川芎、益母草、乌药（先煎）各10～15克，胆南星、枳壳各6～12克，生姜、甘草各3～6克，水煎服，每日1剂，早、晚分服。此方有健脾化湿、理气调经的功效，适合痰湿瘀阻型闭经，表现为月经数月不行，常伴有身体肥胖、胸胁满闷不适、神疲倦怠、少气懒言、四肢倦怠、带下量多且质稀等症状的女性服用。

此外，对症服用中成药也可以有效治疗各种类型的闭经。如服用人参养荣丸，每次6克，每日3次，或人参归脾丸，每次9克，每日3次，对气血虚弱型闭经有效；服用知柏地黄丸、百合固金丸，每次6克，每日3次，对阴虚血燥型闭经有效；服用七制香附丸、大黄䗪虫丸，每次6克，每日 2 次，或当归丸，每次 6 克，每日 3 次，对气滞血瘀型闭经有效；服用香砂六君子丸，每次 6 克，每次 3 次，对痰湿阻滞型闭经有效。

2. 按摩疗法

按摩疗法也是治疗闭经的有效方法，以下选取的 3 个穴位按摩，可以起到行经活血、泻实补虚的功效，适合各种类型的闭经患者使用。

● **按揉中极穴**：中极位于人体前正中线上，脐下 4 寸，是任脉的重要穴位之一。患者取仰卧位或自然站立，全身放松，用中指指腹按揉中极穴，以感觉酸胀为佳，每次揉按的时间为 2 分钟。

● **按揉归来穴**：归来位于脐下 4 寸，前正中线旁开 2 寸。归来穴还有"归来如当归，皆妇科之良方"之说。患者可取自然的仰卧位或站位，全身放松，用中指指腹按揉归来穴，以感受到酸胀感为佳，每次揉按的时间为 2 分钟。

● **按揉中脘穴**：中脘在人体前正中线上，脐中上 4 寸，也就是胸骨下端与脐连线的中点。患者可以采取仰卧位或自然站立，全身放松，用中指指腹按揉中脘穴，以感觉酸胀为佳，每次揉按的时间为 1 分钟。

3. 饮食疗法

● **老母鸡木耳汤**：取老母鸡肉 150 克切块，木耳 10 克泡发、去蒂，红枣 10 枚洗净，一同放入砂锅中，加适量清水炖熟，再加盐调味，每日 1 次，连用 10 天。此汤有补气、养血、调经的功效，适用于气血虚弱型闭经者食用。

● **当归鳖汤**：取鳖 1 只，处理干净，与 30 克枸杞、15 克当归一同放入锅中，加适量清水，文火慢炖，加盐调味，食肉饮汤即可。此汤有滋补肝肾、养血调经的功效，适用于阴虚血燥型的闭经患者食用。

● **薏苡仁扁豆汤**：取薏苡仁、炒扁豆、山楂各 30 克，粳米 50 克，一同放入锅中，加适量清水，熬煮成粥，加红糖调味，分 2 次食用，每日 1 剂。适用于痰湿阻滞、体形肥胖的闭经患者食用。

此外，闭经患者在注意日常调养的同时，还要注意适度哺乳。中医认为，乳汁乃精血所生，哺乳期过长，容易使精血亏少，导致闭经。所以哺乳一般以 10 ~ 12 个月为宜，过久哺乳不仅会导致母体营养不良，而且会影响激素的合成和分泌。

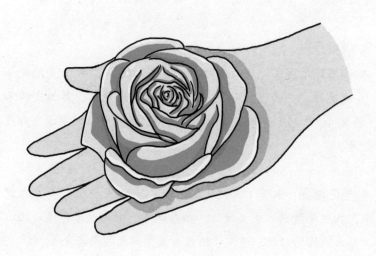

崩漏就是
"大出血"吗

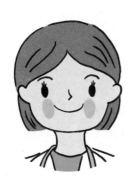

有些女性在非行经期间会出现阴道大量流血的现象，量多势急，很多女性便误认为这是"大出血"，实际上"大出血"和"崩漏"并非是一回事。

子宫大出血是很可怕的。它主要表现为阴道大量出血，同时伴有腹痛，短时间内患者便会出现头晕、口渴、面色苍白、血压下降等休克症状，随时会有生命危险。

而"崩漏"是指女性在非行经期间阴道大量出血或淋漓不净的病证。"崩"是指来势急，出血量多，发病特点是暴风骤雨式的，故又称为"崩中"；"漏"是指来势缓，出血量少，淋漓不净，发病特点是蒙蒙细雨式的，故又称为"漏下"。

一般来说，处于青春期和更年期的女性是崩漏的高发人群。中医认为，分娩过后或者流产后休息不够、夫妻生活频繁、过度劳累、压力过大或者情绪低落都有可能导致崩漏。

虽然崩漏没有像大出血那样严重，但是危害也不容小觑，容易导致各种并发症出现。

1. 贫血

崩漏失血过多，就会出现面色苍白，唇色淡白，头晕目眩，精神倦怠，气短无力，心悸怔忡，失眠多梦等一系列贫血征象。

2. 虚脱

崩漏来势迅猛，出血量多，常可引起虚脱，出现神昏面白，四肢冰冷，大汗淋漓，气短喘促的危险症状。

3. 邪毒感染

由于出血时间较长，易感受邪毒，表现为下腹疼痛拒按，腰痛，带下黏稠，色黄味臭等。

因此，采用正确的方法治疗崩漏刻不容缓。

1. 方剂疗法

● **栀子汤**：取栀子、黄芩、地骨皮、地榆炭、阿胶（烊化）、藕节炭、棕榈炭、沙参、玄参各10～15克，生地黄、牡蛎各15～30克，水煎服，每日1剂，早、晚分服。此方有清热凉血、调经止血的功效，适合实热型崩漏，表现为非月经期经血突然而下，量多如注或淋漓不尽，颜色深红，质黏稠，可伴有心烦急躁、口干口渴等症状的女性服用。

———————————

● **生地汤**：取生地黄12～24克，地骨皮、玄参、白芍、麦冬、牡丹皮、沙参、怀牛膝各10～15克，阿胶10克，女贞子、旱莲草各15～30克，知母6～12克，水煎服，每日1剂，早、晚分服。此方有滋阴清热、调经止血的功效，适合虚热型崩漏，表现为非月经期经血量多如注或淋漓不尽，颜色鲜红，质黏稠，可伴有心烦失眠、潮热盗汗、腰膝酸软等症状的女性服用。

———————————

● **附子汤**：取附子（先煎）、肉桂、黄芪、覆盆子各6～12克，熟地黄、山药、山茱萸、枸杞、菟丝子、当归、杜仲各10～15克，鹿角胶（烊化）10克，水煎服，每日1剂，早、晚分服。此方有温暖下元、调经止血的功效，适合肾阳虚型崩漏，表现为出血量多或淋漓不尽，月经色淡、质清稀，常伴有畏寒肢冷、面色晦暗、腰膝酸软、夜尿增多等症状的女性服用。

● **熟地汤**：取熟地黄 10 ~ 18 克，山药、山茱萸、菟丝子、川牛膝、旱莲草、夜交藤、鸡血藤各 10 ~ 15 克，鹿角胶（烊化）10 克，黄柏、知母 6 ~ 12 克，水煎服，每日 1 剂，早、晚分服。此方有滋养肾阴、调经止血的功效，适合肾阴虚型崩漏，表现为经乱无期，出血量多或淋漓不尽，颜色鲜红，质黏稠，常伴有头晕耳鸣、腰膝酸软、五心烦热、盗汗等症状的女性服用。

● **升麻汤**：取党参、黄芪、白术、熟地黄、山药、白芍各 10 ~ 15 克，升麻 6 ~ 12 克，桑寄生 12 ~ 24 克，乌贼骨 15 ~ 30 克，炮姜 3 ~ 6 克，水煎服，每日 1 剂，早、晚分服。此方有健脾益气、固摄止血的功效，适合脾虚型崩漏，表现为经血非时而至，量多如注或淋漓不尽，色淡，质清稀，常伴有神疲乏力、倦怠懒言、面色萎黄、饮食不佳等症状的女性服用。

● **当归汤**：取当归、白芍、熟地黄、蒲黄（包煎）、五灵脂、茜草、地榆炭、仙鹤草各 10 ~ 15 克，川芎、香附各 6 ~ 12 克，水煎服，每日 1 剂，早、晚分服。此方有活血化瘀、调经止血的功效，适合血瘀型崩漏，表现为经血非时而至，时下时止或淋漓不尽，或停经日久突然暴下如注，色暗黑，有血块，常伴有小腹胀满、疼痛等症状的女性服用。

此外，中成药也是治疗崩漏不错的常用药。如口服右归丸，每次 1 丸，每日 2 次，有温补元阳的功效，适用于肾阳虚型崩漏；口服归芍地黄丸，每次 1 丸，每日 2 次，有滋补肝肾、养血清热的功效，适用于肾阴虚型的崩漏；口服茸坤丸，每次 1 丸，每日 2 次，有补肝肾、益精血、调冲任的功效，适用于肝肾不足型崩漏；口服乌鸡白凤丸，每次 1 丸，每日 2 次，有脾肾双补、益气养血的功效，适用于气血两虚型崩漏；口服二至丸，每次 1 丸，每日 2 次，有滋阴清热、止血的功效，适用于阴虚燥热型崩漏；口服云南白药，每次 1 丸，每日 2 次，有活血化瘀的功效，适用于血瘀型崩漏。

2. 饮食疗法

● **羊肉炒韭菜**：取羊肉 100 克切丝，韭菜 100 克洗净、切段，一同放入热油锅中爆炒，加盐调味，炒至熟即可。本品对肾虚型崩漏有效。

● **党参鸽子汤**：取鸽子 1 只，处理干净，放入锅中，加 10 克党参、10 克黄芪和适量清水，文火慢炖至鸽肉熟烂，加盐调味，每日 1 次，饮汤食肉即可。此汤对脾虚型崩漏有效。

● **乌梅水**：取乌梅肉 15 克，红糖适量，一同放入保温杯中泡水饮用。此水对血热型崩漏有效。

● **老母鸡米酒汤**：取老母鸡 1 只，处理干净，放入锅中，加 10 克艾叶、50 毫升米酒，炖至鸡肉熟烂，加盐调味，分 3 天食用完毕即可。此汤对血瘀型崩漏有效。

3. 敷脐疗法

● 取牛膝、熟地黄、山药、牡蛎、蒲黄、菟丝子、川断各 15 克，共研细粉装瓶备用。取适量药粉填满肚脐，令药粉高出肚脐少许，用艾条灸，每次 30 分钟，每日 2～3 次。

● 取当归 12 克，干姜、香附各 10 克，小茴香、肉桂各 6 克，共研细粉装瓶备用。取适量药粉填满肚脐，令药粉高出肚脐少许，用艾条灸，每次 30 分钟，每日 2～3 次。

● 取食盐 3 克，炒蒲黄 5 克，共研细粉装瓶备用。取适量药粉填满肚脐，令药粉高出肚脐少许，用艾条灸，每次 30 分钟，每日 2～3 次。

除以上方法外，崩漏患者还要在日常生活中多多注意，不仅要保持充足的睡眠，保证居住环境安静、整洁等，气虚引起的崩漏患者还要格外注意不要食用生冷食品，避免损伤脾胃，加重病情；也不宜食用破气食物，如白萝卜、萝卜干、大头菜等。血热引起的崩漏患者，在饮食上应该多吃新鲜蔬菜、水果、蛋类和豆制食物，忌食辛辣刺激性或温燥性质的食物。气滞血瘀引起的崩漏患者，应多吃橘子、丝瓜、鲜藕、蜂蜜、山楂等理气活血的食物。肾虚引起的崩漏患者，应选用补肾的食物，如黑木耳、韭菜、枸杞、栗子、猪腰、虾米、海蜇等。

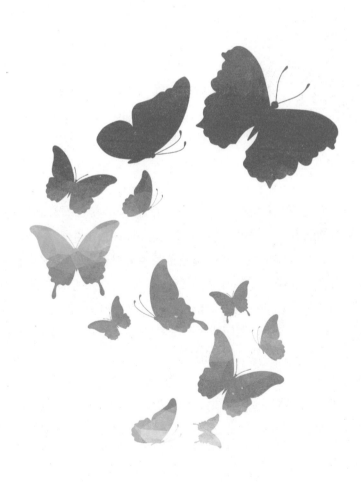

对付痛经全攻略，怎样让痛经离你远远的

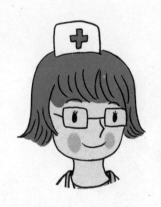

对每个女性来说，痛经都是一个绕不开的话题，其痛苦程度足以让一些女性"谈经色变"。

有些女性在月经期前后，出现周期性的小腹剧烈疼痛、坠胀，头晕头痛、恶心呕吐、腹胀腹泻、四肢发凉、脸色苍白，甚至引发晕厥，这些都是痛经时的典型表现。痛经可分为原发性痛经和继发性痛经2类。

原发性痛经是指生殖器官没有明显的器质性病变，多见于青年女性，常常伴随着月经初潮发病。原发性痛经的严重程度常与情绪有关，恐惧、紧张、忧虑、郁闷等不良情绪都会使疼痛加重。

继发性痛经多继发于生殖器官的某些器质性病变，如盆腔子宫内膜异位症、慢性盆腔炎、妇科肿瘤等。继发性痛经一般呈现持续性下腹痛，且随局部病变加重，亦会逐年加剧，通常于月经来潮前1~2日开始疼痛，可放射至阴道、会阴、肛门或大腿，经期第一天最痛，至月经干净时消失，常伴有月经不调、不孕、性交痛等。

有些女性的月经一直很正常，但因经期受寒、淋雨、游泳、洗冷水澡或贪凉饮冷、过度劳累等，也有可能引发痛经。而中医有很多方法，可以帮大家缓解痛经。

1.方剂疗法

● **当归元胡汤**：取当归、赤芍、枳壳、元胡、五灵脂、乌药（先煎）、香附各10～15克，川芎、桃仁、红花、牡丹皮各6～12克，甘草3～9克，水煎服，每日1剂，早、晚分服。此方有理气化瘀、调经止痛的功效，适合气滞血瘀型痛经，常表现为经前或经期小腹疼痛、拒按、下坠或刺痛，经色紫黑，有血块，块下后痛减，月经量少或淋漓不畅，常伴有胸胁胀满、乳房疼痛、舌紫暗或有瘀斑的女性服用。

● **附子干姜汤**：取附子（先煎）、川芎、乳香、小茴香、肉桂、干姜各6～12克，当归、赤芍、元胡、五灵脂、蒲黄（包煎）、苍术、茯苓各10～15克，水煎服，每日1剂，早、晚分服。此方有温经散寒、化瘀止痛的功效。适合寒湿凝滞型痛经，表现为经期或经后小腹冷痛或绞痛、拒按，得热痛减，经量少，月经色淡有血块，经行不畅，多伴有畏寒腹泻，舌边紫，有时牙龈紫暗的女性服用。

● **当归半夏汤**：取当归、吴茱萸、赤芍、党参、小茴香各10～15克，川芎、附子（先煎）、干姜、半夏、牡丹皮、桂枝、麦冬各6～12克，阿胶（烊化）10克，水煎服，每日1剂，早、晚分服。此方有温经活血、暖宫止痛的功效，适合阳虚内寒型痛经，表现为经期或经后小腹冷痛，喜按喜温，月经量少，经色暗淡，常伴有腰膝酸软、夜尿增多、性欲减退等症状的女性服用。

● **党参香附汤**：取党参、黄芪、白术、当归、熟地黄、白芍、香附、元胡各10～15克，生地黄、川芎各6～12克，水煎服，每日1剂，早、晚分服。此方有益气养血、调经止痛的功效，适合气血虚弱型痛经，表现为经期或经后小腹绵绵作痛，且有下坠感，喜按，月经量少、色淡、质清稀，常伴有腰痛酸软、面色苍白、神疲无力、大便清稀不成形的女性服用。

● **丹皮元胡汤**：取牡丹皮、生地黄、当归、白芍、香附、元胡、红藤各 10 ~ 15 克，川芎、红花、黄连各 6 ~ 12 克，败酱草 15 ~ 30 克，水煎服，每日 1 剂，早、晚分服。此方有清热利湿、化瘀止痛的功效，适合湿热下注型痛经，表现为经前小腹疼痛拒按，有灼热感，或有腰骶部胀痛，经色暗红，月经质稠、有血块，多伴低热起伏、带下黄稠且有异味的女性食用。

● **当归阿胶汤**：取当归、白芍、山茱萸、山药、杜仲、续断、香附、熟地黄、枸杞、怀牛膝各 10 ~ 15 克，阿胶（烊化）10 克，艾叶 6 ~ 10 克，水煎服，每日 1 剂，早、晚分服。此方有滋补肝肾、调经止痛的功效，适合肝肾亏虚型痛经，表现为经行 1 ~ 2 天后小腹开始隐隐作痛，经色暗淡、量少、质清稀，可伴有腰膝酸软、潮热盗汗、耳鸣心烦的女性食用。

此外，可以用治疗痛经的常用中成药来达到缓解痛经的目的。如口服艾附暖宫丸，每次 1 丸，每日 2 次，经前 1 周开始服用，经停后停服，有温经散寒的功效，适用于阳虚内寒型痛经；口服复方益母草口服液，每次 10 克，温开水冲服，每日 2 ~ 3 次，经前 1 周开始服用，经停后停服，有活血调经的功效，适用于瘀血所致的痛经；口服田七痛经胶囊，每次 3 ~ 5 粒，温开水冲服，每日 3 次，经前 1 周开始服用，经停后停服，有调经止血的功效，适用于气滞血瘀型痛经。

2. 饮食疗法

● **益母草鸡蛋羹**：取益母草 50 克，元胡 20 克，鸡蛋 2 只。将益母草、元胡洗干净，放入锅中，加水煎煮 40 分钟，取汁，再打入鸡蛋搅匀，上锅蒸成鸡蛋羹。上、下午分食，于经前连服 1 周。此羹有活血化瘀、行气止痛的功效，适用于气滞血瘀型痛经。

● **红花山楂酒**：取红花 50 克，生山楂 200 克，一同浸入 500 毫升白酒中，1 周后饮用即可。可在每月月经前 3 天开始饮用，每日 2 次，每次饮用 10 毫升。此酒有活血化瘀、通经止痛的功效，适用于气滞血瘀型痛经。

● **艾叶生姜红糖饮**：取艾叶 10 克洗净、晾干、切碎，生姜 20 克洗净、切片，连同艾叶一起放入砂锅中，加水煎煮 30 分钟，去渣取汁，加红糖搅拌均匀，再煨煮至沸腾即可。每日 1 剂，经前 10 天开始服用。此方有温经散寒、活血止痛的功效，适用于寒湿凝滞型痛经。

● **艾叶桃仁粥**：取艾叶 10 克洗净，桃仁 15 克捣碎，一同放入锅中，加适量清水，煎煮 40 分钟，去渣取汁，再放入 60 克粳米熬煮成粥，加红糖调味即可。于月经 1 周前开始服用为佳，上、下午分服。此方有温经散寒、活血止痛的功效，适用于寒湿凝滞型痛经。

● **归枣桂圆鸡蛋汤**：取红枣 100 克，桂圆肉 50 克，当归 30 克，鸡蛋 2 枚。将红枣、桂圆肉、当归洗净，一同放入锅中，加水煎煮 30 分钟，待枣熟后，去当归，打入鸡蛋即可。经前连服 7 天，早、晚分服。此汤有补血活血、调经止痛的功效，适用于气血虚弱型痛经。

● **归芎米酒蛋**：取当归、川芎各 5 克，米酒 20 毫升，鸡蛋 2 枚。将当归、川芎与鸡蛋同煮，蛋熟后去渣及蛋壳，调入米酒，饮汤食蛋即可。每日 1 次，于经前 1 周开始食用为佳。本品有补血活血、调经止痛的功效，适用于气血虚弱型痛经。

● **赤小豆桃仁红糖羹**：取赤小豆 100 克，桃仁 20 克，红糖 30 克。将桃仁、赤小豆洗净，入锅加水，武火煮沸，改文火煨煮至赤小豆、桃仁熟烂，再加入红糖，待糖溶化后即可。可于月经前 1 周连续饮用，代茶频饮。此方清热利湿、化瘀止痛，适用于湿热郁结型痛经。

3.针灸、按摩疗法

● **针灸**：取足三里、三阴交、气海、关元、中极等穴，针刺后加灸效果更佳。耳针可选用子宫、交感、皮质下等穴。

● **按摩：** 在经前3天内，每晚双手重叠，掌心向下压于小腹正中，逆时针旋转按摩10分钟，同时从小腹至脐部反推30～60次，也能缓解痛经。

除了服用中药、针灸、按摩和食疗之外，养成良好的生活习惯、注意经期保健、积极治疗妇科疾病也是避免痛经不可或缺的方面。

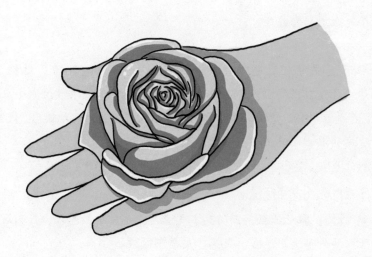

来月经的那几天总是浮肿，有什么办法赶走它

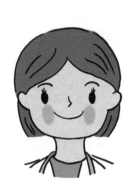

有些细心的女性会发现自己每个月总会有几天看起来比平时"胖"，一般这种情况是随着月经周期有规律地出现的，月经结束后又会逐渐消退。有些女性会出现全身水肿，有的仅仅是手、足肿胀或面部浮肿不适，或自觉肿胀，或体重有所增加，这些都成为困扰许多爱美女性的常见问题。

经期或行经前后，周期性出现面睑或手肘、脚踝浮肿，中医将其称为"经行浮肿"，或称"经来遍身浮肿"。中医认为，凡浮肿之症，皆责之于脾、肾两脏，脾虚则土不制水而反克，肾虚则水无所主而妄行，故《素问·水热穴论》云："肾者，胃之关也，关门不利，故聚水而从其类也。"脾主运化，肾主温化，若湿邪困脾，劳倦伤脾，或先天不足，房劳、多产伤肾，致脾肾阳虚，脾虚不能制水，肾虚不能化气行水，水湿不运，经行血气下注，气随血下，脾肾之气亦虚，阳气不运，气化不利，水湿停滞溢于肌肤，发为浮肿；情志内伤，肝失条达，疏泄无权，气滞血瘀，经前、经时冲任气血瘀滞，气滞血行不畅，气机升降失常，水湿运化不利，泛溢肌肤亦可导致浮肿。

一般来说，中医将经行浮肿分为脾肾阳虚型和气滞血瘀型2种，因此治疗应以健脾、温肾、利水为主，调经为辅。

1. 方剂疗法

● **苓桂术甘汤**：取茯苓12克，白术、桂枝、甘草各9克，加水煎汤，每日1剂。此方有温肾化气、健脾利水的功效，适合脾肾阳虚型经行浮肿，表现为经行面浮肢肿，晨起头面肿甚，腹胀纳减，腰膝酸软，大便溏薄，月经推迟，经行量多，色淡质薄，舌淡，苔白腻，脉沉缓或濡细的女性服用。

● **八物汤**：取当归12克，白芍、延胡索、川楝子、泽兰各9克，川芎、炒木香、槟榔、茯苓皮各8克，加水煎汤，每日1剂。此方有理气行滞、养血调经的功效，适合气滞血瘀型经行浮肿，表现为经行肢体肿胀，按之随手而起，月经色暗、有血块，脘闷胁胀，善叹息，舌紫暗，苔薄白，脉弦细的女性服用。

2. 针灸疗法

● **体针**：取地机、合谷、三阴交、血海、水分等穴，用泻法。每日或隔日1次，适用于气血阻滞型经行浮肿的女性。

● **耳针**：取膀胱、肾上腺、子宫、肾、皮质下等穴。每日选上穴3～5个，取毫针中度刺激，留针30分钟，每日或隔日1次；或每次选上穴3～4个，用王不留行籽贴压，每日按压3～5分钟，每日2～3次。

● **灸法**：取肾俞、气海、中极、三阴交等穴。每次取3穴，每穴用艾条灸或熏5～7分钟，每日1次，7次为1疗程。适用于肾虚所致的经行浮肿的女性。

3. 饮食疗法

● **赤小豆大枣饮**：取赤小豆100克，大枣20枚，共同放入锅中，加水适量煮熟，频频代茶饮。本品能祛湿利水，适用于经行浮肿。

● **大枣白扁豆粥**：取玉米60克，白扁豆25克，大枣60克，共同放入锅中，加适量清水，先用武火烧开，再用文火慢慢熬成稀粥，日服1剂。此粥健脾利水，适用于经行浮肿。

● **荠菜拌豆腐**：取荠菜250克，豆腐100克，生姜末、精盐、味精、麻油各适量。将豆腐切丁，用开水焯一下，备用。荠菜也入热水焯一下，晾凉后切成细末，撒在豆腐丁上，加精盐、味精和姜末拌匀，再淋上麻油即可。本品有凉肝止血、利湿通淋的功效，适用于经行浮肿。

● **赤豆蒸乌骨鸡**：取新鲜乌骨鸡1只，赤小豆300克，黄酒15克，白糖适量。将乌骨鸡洗净，切成小块备用；赤小豆洗净，沥干备用。先将一半赤小豆铺入锅底，然后铺上一层鸡块，再倒入另一半赤小豆，最后铺上鸡块，淋上黄酒，加入适量的白糖，放入锅中，隔水用武火蒸3小时，离火即可。每日服2次，1剂分4～5天吃完即可。本品补益脾肾，适用于脾肾阳虚的经行浮肿。

除以上方法外，经行浮肿还与脾虚、肾虚或气血失调有一定的关系。因此，女性平时适当地参加一些体育活动，可以起到增强体质、调和气血的作用，预防经行浮肿的发生。月经期前应适当控制水分的摄入，以免引起或加重浮肿。对于生活压力较大的女性，应适当地减轻工作量，注意休息，睡眠时宜采取右侧卧位，以利于血液循环。经行浮肿的女性应忌食刺激性海腥食物，多吃营养丰富的食物，如鲤鱼汤、鲫鱼汤、鸭汤以及鸡蛋、猪肝、冬瓜、赤小豆、桂圆、薏苡仁等。经行浮肿久治无效的女性，应进一步做全身内科检查，明确浮肿病因，以确定治疗方案。

经期衍生症状多种多样，
怎样才能将它们一扫而光

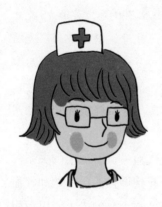

很多女性在行经前后会感觉到各种各样的
不适，如经期头痛、经期呕吐、经期口腔溃疡、
经期感冒等看似不严重的小问题，却很折磨人。
那么，有什么方法能为女性朋友解决这些难缠
的小问题呢？

1. 经行头痛

有很多女性在来月经前或来月经时都会有
头痛的症状，头痛范围一般局限于头部一侧，
偶尔两侧同时发生，并且会呈现一定的发散性，每次持续数小时或数天。
随着月经结束，头痛的情况会不治自愈，等下一次月经来潮前，又再次如
此，中医称之为"经行头痛"。

中医治疗经行头痛，以理气调血、通经活络为主要治疗方法，因为气
顺血和，清窍得养，头痛自然会缓解。

● 八珍汤：此汤前面已经介绍过，在此不再赘述。此汤养血益气，适
合气血虚弱型经行头痛，常表现为头晕，头部绵绵作痛，月经量少、色淡、
质稀，心悸气短，神疲体倦，少寐，乏力的女性服用。

● 枸杞菊花茶：取枸杞20克，菊花5克，决明子30克，洗净后放
入杯中，沸水冲泡，加盖泡10分钟即可饮用。此茶有滋阴潜阳、疏风止
痛的功效，适合阴虚阳亢型经行头痛，表现为经期或经后头痛，或巅顶痛，

头痛眩晕，口苦咽干，烦躁易怒，腰腿酸软，手足心热，经量较少，颜色鲜红的女性服用。

● **通窍活血汤**：取赤芍、川芎各 3 克，桃仁（研泥）、红花、鲜姜（切碎）各 9 克，红枣（去核）7 枚，老葱 3 根（切碎），麝香（绢包）0.15 克。用 250 毫升黄酒将前 7 味煎至 150 毫升，去滓，放入麝香，再煎二沸，临卧服。此方有活血化瘀、通络止痛的功效，适合瘀血阻滞型经行头痛，表现为头痛剧烈，痛如锥刺，伴有小腹疼痛拒按，胸闷不舒，经色紫暗且有血块的女性服用。

● **半夏白术天麻汤**：取制半夏、天麻各 4.5 克，炒白术 6 克锉碎，生姜 3 片，一同放入锅内，用 400 毫升水煎至 320 毫升，食后温服。此方有燥湿化痰、通络止痛的功效，适合痰湿中阻型经行头痛，表现为头晕目眩，体形肥胖，胸闷，恶心，带下量多、黏稠，月经量少、色淡，面色㿠白的女性服用。

● **针灸**：选取太冲、足临泣、外关、丰隆、头维、风池、率谷、角孙等穴进行针灸；或用王不留行籽贴压，刺激耳部枕、额、脑、神门、肝等反射区。此法有清热泻火、凉肝息风的功效，适合肝火上炎型经行头痛，甚或巅顶掣痛，头痛眩晕，急躁易怒的女性使用。

2. 经期呕吐

有些女性在月经期间或月经前后恶心呕吐，甚至食后即吐，但月经后不用调治就能自行缓解，这样的症状，中医称之为"经行呕吐"。经行呕吐原因有虚有实，虚证为脾胃虚弱，不能健运水谷，胃失和降，胃气上逆，发为呕吐；实证为肝气不和，遇事恼怒，肝气郁结，经血下注子宫，气结不畅，上逆而成呕吐。

● **柿蒂茶**：取柿蒂 6 枚，以水煎茶饮用；或针刺内关、中脘、足三里、脾俞、胃俞、太冲等穴位。以上两方配合使用可疏肝和胃，适合肝胃不和所致的经行呕吐。

● **竹茹蜜**：取竹茹 15 克，蜂蜜 30 克。将竹茹煎水取汁，兑入蜂蜜服用。此方有温中健脾、和胃降逆的功效，适合脾胃虚弱、胃阴不足型经行呕吐的女性饮用。

● **二陈汤**：取制半夏、陈皮各 10 克，茯苓、甘草各 15 克，生姜 3 片，还可以加白术、砂仁各 10 克，一同放入锅内，加水煎汤，每日 1 剂；或每天用手指按压阴陵泉、三阴交、脾俞、胃俞、地机等穴 10 分钟，坚持按压 3 个月。以上两方配合使用可和胃、化湿、止呕，适合痰湿内阻型经行呕吐的女性使用。

3. 经期口腔溃疡

有些女性每次来月经前总是出现口腔溃疡，舌两侧、舌下、嘴唇上，先起红色的疱，然后变为白色的疱，两腮淋巴结肿大，无法吞咽，月经结束后就会恢复正常。这在《黄帝内经》中称为"经行口糜"，中医将经期口腔溃疡分为胃火炽盛型、心火旺盛型、阴虚火旺型 3 种。

● **旱莲草粥**：取旱莲草 20 克，粳米 30 克，一起煲煮，在经前连服 7 天。此方可滋阴降火，适合阴虚火旺型经行口糜，表现为五心烦热，口燥咽干，失眠多梦，月经量少、颜色鲜红，尿少色黄的女性食用。

● **蒲公英绿豆粥**：取干蒲公英 20 克（新鲜蒲公英取 100 克），绿豆 60 克，冰糖 30 克。先将蒲公英水煎取汁，绿豆用武火煮开，然后文火煮烂，加入蒲公英汁和冰糖即可。此方可清胃热，适合胃火炽盛型经行口糜，表现为月经期间口舌生疮，糜烂疼痛，口气臭秽，口渴饮冷，月经量多、颜色深红，小便色黄，大便秘结的女性食用。

● **黄连汁**：取黄连 3 克，甘草 3 克，水 300 毫升，一同放入锅中，煎煮取汁，每天早、中、晚饮用 3 次，于月经前 2 周开始服用为佳；或对太冲、公孙、内庭、内关等穴进行针灸；或用王不留行籽贴耳穴，可选口、肾、脾、胃、心、三焦、内分泌反射区，贴好后于早、中、晚按压更佳。以上三方配合使用可清心泻火，适合心火旺盛型经行口糜，表现为心烦失眠，多梦，小便色黄的女性服用。

4. 经行感冒

有些女性平时身体就很虚弱，行经期间，由于抗病能力更加降低，故每在行经前后或正值经期，总爱患感冒，而且缠绵难愈，这在中医学中被称为"经行感冒"，又称为"触经感冒"。

中医将经行感冒分为风寒型、风热型和邪入少阳型3种。

● **葱豉汤**：取连须葱白30克，淡豆豉10克，生姜3片，一同放入锅中，加水500毫升煮沸，兑入黄酒30克煎汤，趁热服，服后盖被取汗。此汤可解表散寒，和血调经，适合风寒型经行感冒，表现为感冒随月经周期反复发作，经净而愈，发热，恶寒，无汗，鼻塞流涕，咽喉痒痛，咳嗽痰稀，头身疼痛的女性饮用。

● **桑菊饮**：取杏仁、桔梗、芦根各6克，连翘4.5克，薄荷、甘草各2.4克，桑叶7.5克，菊花3克，一同放入锅中，加水400毫升，煮取200毫升，每日1剂，分2次服用。此方可疏风清热，和血调经，适合风热型经行感冒，表现为发热，身痛，微恶风寒，头痛汗出，鼻塞咳嗽，痰稠，口渴欲饮的女性饮用。

● **小柴胡汤**：取柴胡30克，黄芩、人参、半夏、炙甘草、生姜（切）各9克，大枣（擘）4枚，一同放入锅中，加水煎汤，每日1剂。此方可和解表里，适合邪入少阳型经行感冒，表现为寒热往来，胸胁苦满，口苦咽干，心烦欲呕，头晕目眩，默默不欲饮食的女性服用。

● **按摩**：平时常按压足三里、太溪、绝骨等保健穴，能够提高自身免疫力。此外，针刺列缺、合谷等穴祛邪解表；温灸大椎穴通阳散寒；针刺

风池穴疏散风邪，配合太阳穴清利头目等搭配使用，效果更佳。

● **贴敷耳穴法**：选取肺、鼻等耳穴，用王不留行籽贴敷按压，对多种经行感冒有效。

● **阿胶瘦肉汤**：取阿胶、党参、枸杞各 10 克，葱白 3 段，瘦猪肉 50 克。先将阿胶打碎，瘦猪肉洗净、切小块，连同葱白、党参、枸杞同时放入砂锅内煮汤，可在月经前 1 周连续服用 2～3 次。此方补虚散寒，适合平素体质偏于虚寒的女性食用。

伴随经期而来的各种小问题，给广大女性朋友带来很多困扰，但只要坚持治疗，平时多加注意，调理好自己的体质，这些小问题也是可以迎刃而解的。

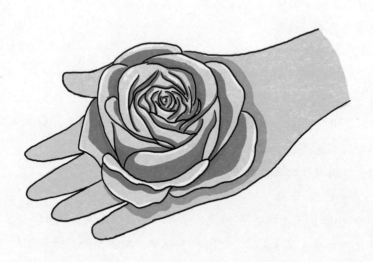

第二章

妇科炎症

怎样摆脱这些烦恼

阴道炎有许多种，怎样区分和治疗

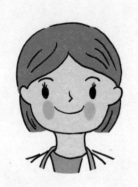

阴道炎是最常见的女性生殖器官炎症，是指阴道黏膜及黏膜下结缔组织的炎症。正常女性由于解剖学和生物化学的特点，阴道对病原微生物有自然防御的功能，但是，一旦阴道的自然防御功能遭到破坏，则病原菌容易入侵，导致阴道炎症。

临床上，阴道炎以白带的性状发生改变为最主要特点，还会出现外阴瘙痒、阴道灼热疼痛、白带量多、性交痛等症状，同时如果感染累及尿道，还会出现尿频、尿急、尿痛等，属于中医"阴痒"、"带下病"的范畴。一般来说，阴道炎分为以下几种。

1.细菌性阴道炎

细菌性阴道炎的发生，中医学将其责之于肝、脾、肾三脏和风、寒、湿、热之邪。

● **肝肾阴虚型阴道炎**：表现为阴道干涩灼痛，带下量少或量多，色黄或赤白相间，头晕眼花，腰酸耳鸣，心烦少寐，手足心热，口燥咽干，烘热汗出，小便量少、色黄，或短赤涩痛，舌红，少苔而干，脉细数。

● **肝郁脾湿型阴道炎**：表现为阴部胀痛或灼热，甚则痛连少腹，乳房胀痛，带下量多、色黄质稠，或有腥臭气味，伴有烦躁易怒，胸闷太息，口苦纳差，舌红，苔薄白或白腻、黄腻，脉弦数。

● **湿热下注型阴道炎：**表现为带下量多，色黄质稠，有臭气，阴道肿痛，潮红或溃疡，尿黄或尿频，尿道涩痛，口腻纳呆，舌红，苔黄腻，脉滑数。

2. 滴虫性阴道炎

中医认为，滴虫性阴道炎主要是由于湿热蕴结，虫蚀阴中，导致阴痒、阴中灼痛。

● **湿热下注型滴虫性阴道炎：**表现为带下量多，色黄质稠，如泡沫状，气味腥臭，镜检可见滴虫，阴部灼热瘙痒，尿黄，舌红，苔腻，脉滑数。

● **肝经湿热下注型阴道炎：**表现为带下量多，色黄质稠或黄绿如脓，如泡沫状，气味腥臭，常伴有头晕目胀，心烦口苦，胸胁及少腹胀痛，阴部瘙痒灼痛，小便色黄，大便秘结，舌苔黄，脉弦数。

● **湿毒蕴结型滴虫性阴道炎：**表现为带下量多，色黄如脓，夹杂血丝，浑浊夹脓血，气味臭秽，阴痒，阴中灼热，小便短赤涩痛，心烦口渴，舌红，苔黄，脉滑数。

3. 外阴阴道炎假丝酵母菌病

中医认为，外阴阴道炎假丝酵母菌病多因湿浊蕴结，感染邪毒所致。

● **湿浊蕴结型外阴阴道炎假丝酵母菌病：**表现为阴痒，坐卧不安，心烦失眠，带下量多，如豆腐渣，色白或淡黄，脘腹胀满，苔薄白腻，脉濡缓。

● **阴虚夹湿型外阴阴道炎假丝酵母菌病：**表现为带下量多或少，如豆腐渣样或水样，或者夹有血丝，阴痒或灼痛，反复发作，伴有五心烦热，夜卧不安，口干不欲饮，尿赤涩频数，舌红少苔，苔黄腻少津，脉细数。

4. 老年性阴道炎

中医认为，老年性阴道炎主要为肝肾阴虚，湿热下注所致。

● **肝肾阴虚型老年性阴道炎**：表现为带下色黄或赤，清稀如水或稠，量不多，阴中灼热疼痛、瘙痒、干涩，头晕耳鸣，心烦易怒，腰酸膝软，咽干口燥，舌红少苔，脉细数。

● **湿热下注型老年性阴道炎**：表现为带下量多或少，色黄或色赤，有臭味，有时为脓带，阴痒灼热，口苦口干，尿黄，苔黄腻，脉细滑或弦滑。

除了了解每种阴道炎的不同表现外，还要知晓它的辨证治疗方法，如此才能更好地保障自身的健康。

1. 方剂疗法

● **知柏地黄丸**：取知母、黄柏、熟地黄、山茱萸、牡丹皮、山药、茯苓、泽泻等各适量，口服水蜜丸1次6克，小蜜丸1次9克，大蜜丸1次1丸，1日2次。此方滋阴清热，适合肝肾阴虚型阴道炎。

● **丹栀逍遥散**：取当归、芍药、茯苓、炒白术各3克，炙甘草、柴胡、炒栀子、牡丹皮各1.5克。此方有疏肝清热、健脾除湿的功效，适合肝郁脾湿型阴道炎。

● **龙胆泻肝汤**：取龙胆草（酒炒）、木通、柴胡、生甘草各6克，炒黄芩、山栀子（酒炒）、车前子、生地黄（酒炒）各9克，泽泻12克，当归（酒炒）3克，加水煎汤。此方清热利湿，适合细菌性阴道炎。

● **四妙散**：取雄黄、生矾、川椒、硫黄各等份，上为末，鸡蛋黄炒油调搽。此方有清热解毒、杀虫止痒的功效，适合湿热下注型滴虫性阴道炎。

● **龙胆泻肝汤**：取龙胆草（酒炒）、生甘草各6克，黄芩（酒炒）、山栀子（酒炒）、木通、车前子各 9 克，泽泻 12 克，当归（酒炒）8 克，生地黄 20 克，柴胡 10 克，加水煎服，每次 6 ~ 9 克，每日 2 次。此方有清肝泄热、除湿杀虫的功效，适合肝经湿热下注型滴虫性阴道炎。

● **萆薢渗湿汤**：取萆薢 15 克，薏苡仁、土茯苓、滑石、鱼腥草各 30 克，牡丹皮、泽泻、通草、防风、黄柏各 12 克，蝉蜕 6 克，水煎服，每日 1 剂。此方有清热解毒、除湿去邪的功效，适合湿毒蕴结型滴虫性阴道炎。

● **萆薢分清饮**：取川萆薢 6 克，黄柏（炒褐色）、石菖蒲各 15 克，茯苓、白术各 3 克，莲子心 2.1 克，丹参、车前子各 4.5 克，加水煎汤，每日 1 剂。此方利湿、杀虫、止痒，适合湿浊蕴结型外阴阴道炎假丝酵母菌病。

● **知柏地黄丸**：取知母、熟地黄、黄柏、山茱萸（制）、山药、牡丹皮、茯苓、泽泻各适量，研成细粉，加入适量炼蜜制成水蜜丸。口服，1 次 8 丸，1 日 3 次。此方有滋补肝肾、清热止带的功效，适合肝肾阴虚型老年性阴道炎。

2. 外敷疗法

● **桃仁膏**：将适量桃仁捣为膏状，用纱布包好，塞入阴道。每日 1 次，连续数次，此膏能解毒杀虫，可用作滴虫性阴道炎的辅助治疗。

● **芦荟汤**：取芦荟 6 克，蛇床子、黄柏各 15 克，加水煎汤。使用时先将阴部洗净，然后用线扎棉球后蘸药水，塞入阴道内，连用 3 晚。此汤能消炎、杀菌、杀虫，适合滴虫性阴道炎的女性使用。

● **苦参浴**：取苦参、蛇床子各 30 克，白鲜皮、狼牙草各 20 克，艾叶 12 克，明矾、冰片各 2 克，加水煎煮，坐浴，每次 15 ~ 20 分钟，适合滴虫性阴道炎。

● **玄参汤**：取玄参、苦参、龙胆草各60克，大黄15克，加1000毫升水煎煮，留500毫升，去渣，加温水浸泡阴道，适合滴虫性阴道炎。

3. 饮食疗法

● 取白扁豆、白术、冰糖各适量。白术用袋装，与扁豆煎汤后取出白术，加入冰糖，喝汤吃豆即可。此汤健脾祛湿，适用于细菌性阴道炎的辅助治疗。

● 取椿白皮150克，红枣5枚，加水煎汤，去渣取汁，上、下午分服，连服1周。此汤有清热利湿、健脾止带的功效，适用于湿热型阴道炎。

患有阴道炎的女性除了去医院和参考以上方法积极治疗以外，日常生活中的自我调理也很重要。阴道炎患者的日常调理应注意以下几个方面。

☆ 放松心态	放松心态，消除顾虑，积极地进行康复治疗，避免急躁情绪，维持心理平衡，以良好的心态对待疾病。老年患者更要克服悲观情绪，对治疗要有信心。
☆ 注意饮食	饮食上也应该注意，最好禁食辛辣厚味的刺激性食物，如烟、酒、辣椒、油腻肉食等，以避免化湿生热。宜食用小米粥、绿豆汤、荞麦粥、新鲜蔬菜、水果等。
☆ 保持外阴清洁	保持外阴清洁，应坚持每天用温水、清水清洗；不要搔抓阴部，以免导致继发感染；每天要换干净内裤，最好穿棉质内裤。
☆ 不宜坐浴	月经期间注意不要坐浴，坐浴应该在月经干净以后进行；提倡淋浴，最好不要盆浴；建议使用蹲式厕所；为了早日康复，尽量避免性生活。

☆按摩
手、足

　　每天按摩手、足。手部主要按摩掌根，点按手掌部小指与无名指相接的部位；足部主要按揉内踝、外踝以及足趾，以发热舒服为佳。

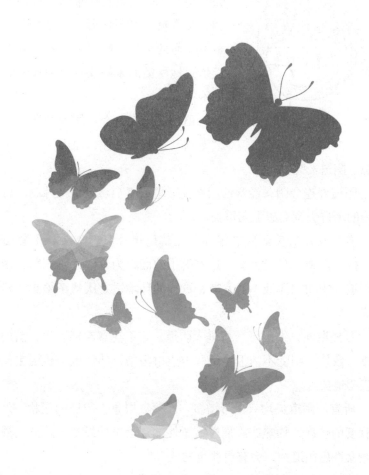

花样年华，就不用
担心阴道炎了吗

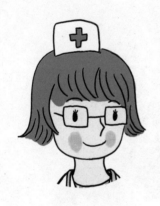

青春少女，正直花样年华，本该是最美丽的时段，但是一旦染上妇科疾病，青春之花就会过早凋零，给少女们带来许许多多的烦恼。例如阴道炎，不要认为只有已婚女性才会得阴道炎，而处于花样年华的少女，或事实上没有经历过性生活的未婚女性，同样会受到阴道炎的困扰。

既然阴道炎并非已婚女性和中老年女性的"专利"，那么是什么原因导致这些年轻的女性患上阴道炎呢?

阴道外连会阴，经常使用碱性肥皂或者消毒剂清洁外阴，可能导致阴道内的菌群失调而患上阴道炎。

有些女性对美丽要求很高，尤其是年轻女性，喜欢穿紧裆裹臀的三角内裤和高弹紧身健美裤，这些裤子的面料为化学纤维织物，密不透风，使阴道分泌物和汗液不易发散，这样的环境适宜厌氧菌繁殖，容易引发阴道炎。

月经期间，细菌可逆行进入阴道，若不注意经期卫生，滥用不洁净卫生纸，致使外阴受不洁卫生纸和卫生巾污染，使病菌乘机滋生侵犯，也会引发阴道炎。

所有的阴道炎均有白带增多、尿频、尿急、尿痛的症状，外阴都有不同程度的瘙痒、灼热或疼痛感，急性期还会出现发热。除此之外，年轻的未婚女性患阴道炎，会有更严重的危害。

很多女性朋友得了阴道炎，往往因为害羞，不愿去医院接受治疗，或者随便去药房买药，或者相信一些街头游医，这都是错误的，甚至是危险的。阴道炎导致阴道的分泌物增多，从而会影响精子的穿透能力，会对怀孕有一定的影响，如果是比较严重的阴道炎，应该治愈后再怀孕。如果不及时治疗，胎儿被感染后，皮肤上可能会出现红色斑疹，脐带上则会出现黄色针样斑。如果患有阴道炎的女性选择自然分娩，使胎儿从阴道娩出，则有 2/3 的新生儿发病，出现鹅口疮和红臀。因此对于想要怀孕的阴道炎女性患者来说，先治愈再怀孕比较好。

如此一来，无论是花样年华还是已经衰老的女性，都应该了解避免阴道炎的方法。

1. 尽量避免常穿紧身裤

紧身裤一般会紧裆、包臀、较硬，免不了会摩擦私处柔软的皮肤，容易导致瘙痒；并且，其面料一般为化学纤维织物，密不透风，不容易使阴道分泌物透发，从而形成了潮湿闷热的环境，适宜细菌滋生繁殖。除了紧身裤，涤纶丝的三角内裤或弹力连裤丝袜也不利于透气散热，容易使阴道和外阴处于湿闷多汗的环境中，增加发生阴道炎的危险。

2. 注意经期个人卫生

月经期间，宫口张开，细菌很容易入侵，而血液又是极好的细菌培养基，加之身体抵抗力的下降，若是受到不洁净的卫生用纸、卫生巾、月经棉塞的污染，必定会导致病菌滋生，引起阴道炎。卫生巾最好每隔 2 小时更换 1 个，有条件的情况下，每天用温水清洗私处，穿棉质的舒适内裤。另外，内裤要在有阳光的地方晾晒，并且要使用正规厂家生产的卫生巾。

3. 及时处理阴道外伤

这一类的阴道炎通常由化脓性细菌感染引起，患者发病前多患有糖尿病、结核病，尤其是因骑摩托或单车时上、下车过猛发生阴道撕裂伤，未及时就医而感染患病，所以阴道出现外伤一定要及时治疗。

4. 要做到洁身自爱

如今，社会开放，很多少女都有性行为史，如果年龄过小，很容易患上性病或者引发阴道炎。对此，少女应自强、自尊、自爱，拥有正确的人生观、价值观，洁身自爱，杜绝性乱。

5. 忌冷水

经期女性应忌洗冷水澡，且在清洗局部时也应禁用凉水，以免受凉或造成局部感染。

6. 饮食禁忌

月经期间女性首先应遵循基本的饮食禁忌，如忌饮酒和冷饮料，忌食生冷瓜果和酸辣食物。

7. 防止疲劳

女性在经期应避免过分劳累和参加各种剧烈活动，如举重、长跑、跳绳等，防止因过度疲劳而降低身体抵抗力，给病菌的入侵以可乘之机。

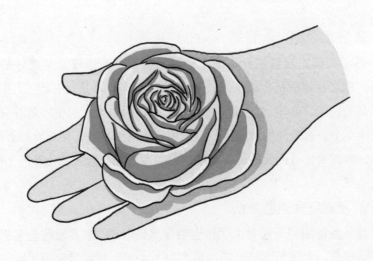

恼人的外阴瘙痒，如何才能远离

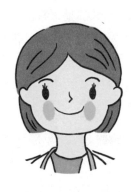

有些女性平时月经规律，但时常感觉外阴瘙痒，难以忍受，不仅如此，有细心的女性还会发现自己伴有白带增多，有异味，甚至会出现下腹坠痛、腰酸的现象。若是在经期遇上外阴瘙痒，更是让女性朋友烦上加烦。想要远离外阴瘙痒，首先还是要充分了解外阴瘙痒。

外阴即外生殖器，也就是生殖器的外露部分，包括耻骨联合至会阴以及两股内侧之间的组织。由于它的特殊位置，外阴瘙痒常常于活动、性交和排尿后加重。

如果女性患有滴虫性阴道炎或者真菌性阴道炎，在性生活时，由于刺激加强，也会引起外阴瘙痒。有些女性本身属于过敏体质，由于男性的精液中除了精子还有很多的抗原物质，性生活后就会发生一系列过敏反应，症状较轻时会出现外阴瘙痒，阴唇和阴道口充血，阴唇上出现风疹样团块。此外，避孕套和外用避孕药物都是化学制品，也很容易导致一些敏感体质的女性产生过敏反应。

女性在月经期间，身体抵抗力下降，很容易引起局部炎症，导致外阴瘙痒。如果月经期间使用了不洁净的卫生纸、卫生巾，也可能导致外阴瘙痒。如果由于瘙痒而用手搔抓，或者用卫生纸用力擦拭阴部，或用肥皂用力清洗等，都可能使瘙痒更加剧烈。

想要远离外阴瘙痒，自检非常重要，它可以帮助你及时发现异常情况，以避免错过最佳治疗时机。

1. 望——观察外阴

用一面小镜子，放在外阴下面，前后左右移动镜子以观察自己的外阴部。另外，通过观察阴道分泌物，如白带和经血的颜色、清浊、稀稠，也能观察到一些蛛丝马迹。正常的白带颜色清白，稀薄；正常的经血呈鲜红色或浅红色，或有少量血块。

2. 闻——判断气味

平时用鼻子嗅一下分泌物、经血或外阴部发出的气味，也是外阴自检的重要步骤。一般情况下，清淡的腥味、汗酸味或者无味都是正常的。如果出现腥臭味、腐臭味或者其他特殊气味，就提示外阴出现了疾病，需要多加注意。

3. 触——识别触感

检查外阴之前，要先清洁双手，用食指和中指的指腹，从阴阜部开始，按从上而下的顺序按触外阴，直至肛门。正常情况下，应该是光滑、柔软、没有结节和肿块。若感到疼痛，不要用力按，应该及时去医院做进一步相关检查和治疗。

中医认为，外阴瘙痒有肝经湿热型、湿虫滋生型、肝肾阴虚型、血虚生风型4种类型，治疗也应该做好区分。

1. 方剂疗法

● **龙胆泻肝汤合萆薢渗湿汤加减：**取黄芩、山栀、牡丹皮、泽泻、黄柏、白鲜皮、苦参各12克，茵陈、当归、茯苓、赤芍、萆薢各13克，车前子16克，龙胆草7克，薏苡仁25克，大黄（后下）6～12克，水煎服，每日1剂。此方有清肝泄热、除湿止痒的功效，适合肝经湿热型外阴瘙痒，表现为阴部瘙痒、灼痛，带下色黄如脓，或者呈泡沫状、米泔样，带下质稠、臭秽，并常伴有烦躁易怒，胸胁胀痛，胸闷不舒，大便干结，小便色黄，舌质红，苔黄腻，脉弦滑而数的女性服用。

● **萆薢渗湿汤**：取萆薢 15 克，薏苡仁、土茯苓、滑石、鱼腥草各
30 克，牡丹皮、泽泻、通草、防风、黄柏各 12 克，蝉蜕 6 克。水煎服，
每日 1 剂。此方有清热利湿、解毒杀虫的功效，适合湿虫滋生型外阴瘙痒，
表现为阴部瘙痒如虫行，甚至奇痒难忍，灼热疼痛，带下量多、色黄，呈
泡沫状，或带下色白，呈豆腐渣状，带下臭秽，伴有心烦失眠，胸闷呃逆，
口苦咽干，小便黄赤，舌红，苔黄腻，脉滑数的女性服用。

———————————

● **知柏地黄汤加减**：取知母、桑螵蛸、茯苓、生地黄、怀山药各 13 克，
泽泻、牡丹皮、山茱萸、黄柏各 45 克，水煎服，每日 1 剂。此方有补益
肝肾、滋阴降火的功效，适合肝肾阴虚型外阴瘙痒，表现为阴部干涩，奇
痒难忍，阴部皮肤变白、增厚或者萎缩，五心烦热，头晕目眩，时有烘热
汗出之感，腰膝酸软，舌红，少苔，脉细数的女性服用。

———————————

● **当归饮子合补阳还五汤**：取当归、川芎、白芍、赤芍、生地黄、
防风、白蒺藜、荆芥各 30 克，何首乌、炙甘草各 15 克，黄芪 120 克，地龙、
桃仁、红花各 5 克，水煎服，每日 1 剂。此方有养血祛风、活血止痒的功
效，适合血虚生风型外阴瘙痒，表现为外阴以及阴中瘙痒，阴户干涩难忍，
甚则外阴局部皮肤变白，外阴萎缩，心悸健忘，舌淡，苔薄，脉细弱无力
的女性服用。

在此基础上，配合使用中成药疗效更佳。如取苦参 30 克，煮水频洗，
每日 3～5 次；取苦参 10 克，蛇床子、地肤子、白鲜皮各 15 克，川椒、
食盐各 6 克，装入布袋，放入水中煮沸 20 分钟，晾至常温后坐浴，每
日 2～3 次，每次 15～20 分钟；取艾叶 15 克，白矾 6 克，煎水熏洗患
部，每日 1～2 次，每次 20 分钟；取苦参、土茯苓、蛇床子各 30 克，龙
胆草、黄柏、紫荆皮、川椒、苍术各 15 克，地肤子 24 克，生百部 50 克，
加水 2000～3000 毫升，煮沸 10～15 分钟后去渣取汁，热熏，待药汁晾
至常温时坐浴并清洗外阴，每日 1 剂，早、晚各洗 1 次，每次 20～30
分钟。

2. 刮痧、拔罐疗法

刮痧、拔罐是中医的瑰宝，其简便、疗效显著且不良反应较少，那么怎样用刮痧和拔罐疗法治疗外阴瘙痒呢？

● **刮痧**：选取中极、阴廉、三阴交、太冲等穴，用平面刮法重点刮中极穴，能够起到益肾壮阳、通经止带的作用；用平面刮法刮阴廉、三阴交、太冲，力度适中，有健脾祛湿、调补肝肾的功效。

● **拔罐**：选取中极、足三里、阴廉、三阴交、太冲等穴，用火罐吸拔穴位，留罐10～15分钟，每隔1～2天拔罐1次。

除此之外，外阴瘙痒患者还要做好日常防护工作，如此才能长长久久地远离外阴瘙痒的侵袭。

☆ 注意外阴卫生

平时要注意外阴卫生，内裤要常洗、常换、勤晾晒，尤其在经期、孕期和产褥期，最好做到每天清洗外阴和更换内裤。

☆ 注意清洁力度

洗澡时不要过度搓洗外阴皮肤，不使用刺激性的香皂、药物清洗外阴，最好用温清水清洗。

☆ 饮食有宜忌

忌食辛辣、刺激性食物，忌食容易引起过敏的食物，如虾、蟹、羊肉等，多吃含有维生素的蔬菜、水果以及含有蛋白质的食物。

☆ 注意经期卫生

注意经期卫生，暂时避免性生活，避免交叉感染、反复发病，不得滥用止痒药物，应该在医生指导下进行治疗。

☆ 患病后所用物品单独清洁	所用的衣物、床单等应该单独清洗，防止传染给其他家庭成员，尤其应该保护女孩和女婴不受感染。
☆ 选择合适的内裤	穿吸收力强而且透气的全棉内裤，在炎热的季节不要穿紧身裤袜，保持阴部的干爽洁净。
☆ 正确处理分泌物	分泌物多时，可以在洗完澡后用吹风机吹干阴部，洗完澡以后要在外阴部晾干后再穿内裤。
☆ 学会控制情绪	避免精神紧张、烦躁，学会控制情绪的变化，正确看待疾病，用积极的态度配合医生的治疗。
☆ 生活有规律	生活要有规律，合理安排作息时间，适当锻炼。随着天气的变化，注意增减衣服，避免冷热刺激。

总之，女性朋友应该格外注意外阴瘙痒的防治，注重个人卫生，适当休息，加强营养，增进健康，提高抗病能力，从而战胜疾病。

宫颈糜烂听着吓人，其实真有那么严重吗

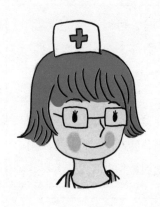

有些女性在年轻时，由于忙于事业，或者为了享受生活，不想太早生孩子，等到想要孩子的时候却迟迟怀不上，去医院做孕前检查，往往会被告知有宫颈糜烂。那么到底宫颈糜烂会影响怀孕吗？先治疗，还是先怀孕等生完宝宝后再治疗呢？这是关于女性生儿育女的大事，下面就来一一解答，并给出应对的策略。

宫颈糜烂听上去很吓人，很多女性朋友纷纷闻之色变，实际上宫颈糜烂只是慢性宫颈炎的一种，它并非人们通常所理解的糜烂，而是指宫颈外口处的鳞状上皮细胞因为炎症而脱落，很快又被颈管的柱状上皮细胞所覆盖，由于这部分新生的组织很薄，甚至能看到下方的血管和红色的组织，看上去就像是真正的糜烂，所以才被称为"宫颈糜烂"。除了宫颈局部病变以外，宫颈糜烂还常有带下量多、色黄或色赤、有气味，腰骶部酸痛等伴随症状。

造成宫颈糜烂的原因有很多，如分娩或者妇科手术造成宫颈裂伤，使细菌、病原体、病毒等入侵，导致炎症；还有的女性喜欢用各种阴道洗剂清洗阴部，有些洗剂带有腐蚀性，也会导致宫颈糜烂的发生。

宫颈糜烂根据糜烂的面积分为轻、中、重3个程度。糜烂面积占宫颈面积少于 1/3 的为轻度糜烂；糜烂面积占整个宫颈面积的 1/3 ~ 2/3 的为中度糜烂；糜烂面积超过宫颈面积的 2/3 的为重度糜烂。一般来讲，轻度的宫颈糜烂不会影响怀孕，而重度的宫颈糜烂会影响精子的穿透能力，从而

影响受孕，所以重度的宫颈糜烂应该先治疗，再考虑受孕。中度的宫颈糜烂，则应该先询问医生，年轻且身体代谢旺盛的女性，可以先观察一段时间，再根据医生的建议决定是否需要先调治。

1. 常见疗法

● **药物疗法**：可以选用甲硝唑或其他抗生素局部上药，适用于糜烂面积较小和炎症浸润较浅的轻度糜烂患者。

———————————

● **物理疗法**：电熨法、激光疗法和冷冻疗法等，适用于糜烂面积较大和炎症浸润较深的患者。

2. 方剂疗法

中医认为，宫颈糜烂有湿热下注型、脾肾亏虚型、阴虚火旺型、脾虚带下型、血瘀带下型 5 种分型，治疗时也要根据分型进行区别。

● 选用黄柏、苍术、椿白皮、地榆、山栀子、红藤、败酱草、半边莲、泽泻、生薏仁、怀山药等药物，可清热利湿，适合湿热下注型宫颈糜烂，表现为带下量多，色白或黄，或呈脓性，腰腹坠胀，小便淋漓涩痛，或外阴瘙痒，伴有口苦咽干，舌红，苔黄或腻，脉滑或弦滑的女性服用。

———————————

● 选用附子、桂枝、地黄、杜仲、川断、山萸肉、怀山药、人参、金樱子、蛇床子、葫芦巴、白术、莲子、扁豆、薏苡仁、泽泻等药物，可补肾健脾，适合脾肾亏虚型宫颈糜烂，表现为带下量多、色白、质清稀且绵绵不断，神疲食少，小便频数，大便稀溏，腰膝酸软，面色萎黄，面浮肢肿，舌淡，苔白，脉沉缓或沉弱的女性服用。

———————————

● 选用生地黄、黄柏、知母、牛膝、当归、芍药、玄参、枸杞、女贞子、车前子、泽泻、猪脊髓、山栀子等药物，可滋阴降火、养血止带，适合阴虚火旺型宫颈糜烂，表现为带下色赤，似血非血，伴有头晕眼花，心悸少寐，心烦口渴，舌绛，少苔，脉细数的女性服用。

● 选用黄芪、人参、苍术、白术、荆芥、淡豆豉、怀山药、柴胡、芡实、甘草等药物，可疏肝理脾、祛湿止带，适合脾虚带下型宫颈糜烂，表现为带下色白、量多且连续不断，面色萎黄，四肢不温，精神倦怠，食少腹胀，大便溏薄，伴有面部或四肢浮肿，舌淡，苔白腻，脉缓而弱的女性服用。

● 选用当归、赤芍、白芍、桃仁、红花、小茴香、香附、柴胡、川芎、川楝子、生地黄、牛膝、炒蒲黄等药物，可活血祛瘀、行滞止带，适合血瘀带下型宫颈糜烂，表现为带下赤白相间，少腹满痛，行经困难，或半月一行，舌质紫暗，脉沉涩的女性服用。

此外，一些偏方、验方中也有治疗宫颈糜烂的小妙招。如取芦根、绿豆各30克，天花粉、栀子各15克，水煎服；取白果、桃仁、秦皮各12克，水煎服；取野菊花、蛇床子各30克，黄柏、苦参、百部各20克，煅白矾12克，放入锅中，加1000毫升水，煎煮半小时，取药汁400毫升，熏洗坐浴，每次15～20分钟，每晚临睡前使用1次；取黄连400克，金银花500克，连翘、蒲公英各1000克，白矾150克，加水煎煮半小时，煎成3000毫升备用，每晚临睡前取200毫升与400毫升开水混合，用稀释液300～500毫升冲洗阴道。

3. 饮食疗法

● **鲍鱼山楂汤**：取鲍鱼50克，生山楂10个，分别洗净后放入锅中，加水煨至鲍鱼熟烂，饮汤食鱼即可。适用于宫颈糜烂，并伴有阴道流血的女性饮用。

● **黄芪当归汁**：取黄芪50克，当归15克，水煎取汁煮粥，常食。适用于宫颈糜烂患者在各类物理治疗之后体虚乏力的女性食用。

● **黄瓜香菜丁**：取黄瓜500克洗净、切丁，香菜100克洗净、切末，大蒜半个切末，一同放入碗内，加盐调味，搅拌均匀，不拘时间服食。本品适用于各类宫颈糜烂。

● **凉拌番茄**：取番茄 2 个切片，大蒜 2 瓣切末，一起搅拌均匀，不拘时间服食。本品适用于各类宫颈糜烂患者。

――――――――――

● **马鞭草蒸猪肝**：取鲜马鞭草 60 克，猪肝 60 ～ 100 克。将马鞭草洗净、切成小段，猪肝切片，混匀后用瓦碟盛之，隔水蒸熟服食，每日 1 次。

――――――――――

● **鱼腥草煲猪肺**：取鲜鱼腥草 60 克洗净，猪肺 200 克切块，揉捏清洗，去除血沫，放入锅中，加适量清水煲汤，用食盐少许调味，饮汤食猪肺即可。本品适用于各类宫颈糜烂患者。

除以上防治方法外，宫颈糜烂患者还要注意饮食忌口。例如，宫颈糜烂的女性饮食宜清淡，平时应注意不要食用热性、凝血性、含激素的食品，辛辣刺激性食品和发物，如羊肉、虾、蟹、鳗鱼、咸鱼、黑鱼等；平时可以多食瘦肉、鸡肉、鸡蛋、鹌鹑蛋、鲫鱼、甲鱼、白鱼、白菜、芦笋、芹菜、菠菜、黄瓜、冬瓜、香菇、豆腐、海带、紫菜、水果等。此外，宫颈糜烂术后患者，由于身体较虚弱，常易出汗，因此补充水分应少量多次，减少水分蒸发；可以适当吃一些滋阴的食物以及补气补血的药物。由于汗液中排出的水溶性维生素较多，尤其是维生素 C、维生素 B_1 和维生素 B_2，因此，应多吃新鲜蔬菜、水果，也有利于防止便秘。

由上可知，宫颈糜烂其实没有想象中那么可怕，因此，宫颈糜烂患者要树立信心，积极配合医生治疗，争取早日康复。

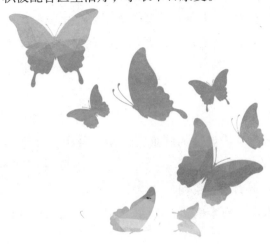

子宫颈炎是怎么回事，如何治疗和有效预防

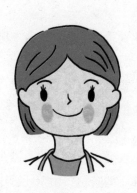

子宫颈被称为保护子宫的"屏障"，是防止病原体进入宫腔的一道重要防线。子宫颈是通向子宫的通道，当月经来潮时，经血通过子宫颈排出体外；性生活时，精子通过子宫颈进入宫腔；分娩时，子宫颈可以从1厘米扩大到10厘米左右，使胎儿分娩出。正是由于子宫颈的地位如此重要，它也成了妇科炎症的"众矢之的"。

子宫颈炎是生育年龄女性的常见病之一，分为急性和慢性2种，以慢性子宫颈炎多见。急性子宫颈炎常与急性子宫内膜炎或急性阴道炎并见。子宫颈炎多表现为白带增多，呈黏液状或者脓性黏液，有时可夹有血丝。引起子宫颈炎的原因有很多，常见的原因有夫妻生活过于频繁、习惯性流产和分娩引起子宫颈裂伤等长期慢性机械性刺激；葡萄球菌、链球菌、大肠杆菌感染等引起的化脓菌直接感染；用高浓度的酸性或碱性溶液冲洗阴道，或者阴道内放置或遗留异物发生化学物质腐蚀等。

1. 方剂疗法

中医将子宫颈炎辨证分为脾虚湿困型、肾阳亏虚型和湿热下注型3种，治疗也应由此入手。

● **完带汤**：取白术、柴胡、车前子（包煎）、白芍、陈皮各45克，怀山药16克，人参、荆芥穗炭、甘草各7克，水煎服，每日1剂，早、晚

分服。此方有健脾益气、升阳除湿的功效，适合脾虚湿困型子宫颈炎，表现为带下色白或淡黄、质黏稠、无臭味，面色苍白或萎黄，神疲食少，舌质淡，苔白或腻，脉缓弱的女性食用。

● **内补丸**：取鹿茸、菟丝子、沙蒺藜、紫菀、黄芪、肉桂、桑螵蛸、肉苁蓉、制附子、茯神、白蒺藜各适量，每服 20 丸。此方有温肾助阳、固涩止带的功效，适合肾阳亏虚型子宫颈炎，表现为带下色白、量多、清稀如水且绵绵不绝，腰酸腹冷，小便频数清长，夜间尤甚，舌质淡，苔薄白，脉沉迟的女性服用。

● **猪苓汤**：取猪苓、土茯苓、赤芍、牡丹皮、栀子、泽泻、车前子（包煎）、川牛膝各 10 ~ 15 克，败酱草 15 ~ 30 克，生甘草 6 ~ 10 克，水煎服，每日 1 剂，早、晚分服。此方有清热解毒、除湿止带的功效，适合湿热下注型子宫颈炎，表现为带下量多，色黄绿如脓，或夹血液，或浑浊如米泔水，气味臭秽，伴有阴部瘙痒，口苦咽干，小便短赤，舌质红，苔黄腻，脉数或滑数的女性服用。

在使用内服汤剂进行治疗时，若配合中药熏洗汤剂，则效果会更好。如取蛇床子、苦参各 30 克，煅白矾 10 克，黄柏 15 克，煎汤；取蛇床子 30 克，川椒、明矾各 10 克，苦参、百部各 15 克，煎汤；取苦参、蛇床子各 30 克，狼毒、雄黄各 10 克，龙胆草 15 克，煎汤；取新鲜的仙人掌、稻穗各 100 克，加食盐少许，加水煎煮后取汁，先熏后洗，经期停用。

2. 饮食疗法

● **白果仁粥**：取白果仁 15 克，淮山药 30 克，粳米 50 克，煮粥食用，每日 1 剂。此粥固肾补肺，对肾阳亏虚型子宫颈炎有效。

● **杜仲粳米粥**：取杜仲 30 克，加水煎煮 20 分钟，滤汁，再放入粳米 50 克，煮粥食用。每天 1 次，连食 1 周。此粥有补益肝肾、强身健骨、安胎固冲的功效，对各类子宫颈炎均有调理作用。

● **冬瓜子汤**：取冬瓜子 90 克，捣烂，加等量冰糖，水煎，早、晚各服 1 次。此汤有化痰、消痈、利水、去恶血的功效，对湿热下注型子宫颈炎有效。

● **仙人掌瘦肉汤**：取仙人掌肉质茎块连同新鲜果实 80 克，瘦猪肉 70 ~ 90 克，加佐料，一同放入钵中，隔水炖服。此汤有行气活血、清热解毒等功效，对防治湿热下注型子宫颈炎有效。

除此之外，女性日常生活中还要做好子宫颈炎的预防工作，要做到定期进行妇科检查，以便早发现、早治疗。积极治疗原发疾病，如急性阴道炎、急性子宫内膜炎等。平时注意个人卫生，勤换洗内裤。用阴道洗剂冲洗外阴及阴道时，要注意浓度，避免浓度过高。合理规划自己的性生活，采取有保障的避孕措施，避免反复人工流产。

总而言之，子宫颈炎是女性最易患的一种妇科疾病，急性子宫颈炎容易被忽视，慢性子宫颈炎容易复发，所以无论哪一种子宫颈炎，都要积极配合治疗，如此才能更健康。

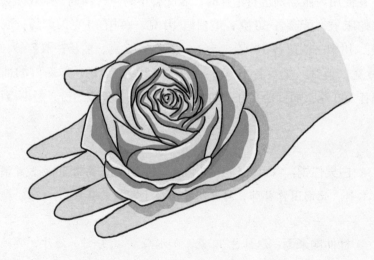

急、慢性盆腔炎，怎样才能让你的盆腔不发"言"

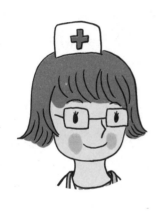

盆腔炎是指女性生殖器官如子宫、输卵管、卵巢及其周围的结缔组织、盆腔腹膜的炎症。炎症可局限于一个部位，也可同时累及多个部位，最常见的是输卵管炎和输卵管卵巢炎。

虽然女性生殖系统有自然的防御功能，在正常情况下可以抵御细菌的入侵，但当女性机体抵抗力下降，如月经期、产后或人工流产、妇科手术后，自然防御力会遭到破坏，再加上不注意卫生，便会导致盆腔炎发生。

盆腔炎可分为急性盆腔炎和慢性盆腔炎2类。急性盆腔炎有明显的全身症状，如高热、寒战、头痛、食欲不振和下腹部疼痛等。发展可引起弥漫性腹膜炎、败血症、感染性休克，严重的甚至威胁生命。慢性盆腔炎往往由于急性期治疗不彻底，或患者体质较弱迁延而产生，其全身症状并不明显，有时可有低热、易感疲乏、精神不振、周身不适、失眠等。当患者抵抗力低下时，慢性盆腔炎也会急性发作。

因此，盆腔炎的检查可以从以下几点进行。

● 痛经经常在月经前2～3天发作，经期更甚。

● 下腹部和盆腔出现不同程度的持续性隐痛，有的还伴有腰骶部坠胀。

● 白带异常增多，甚至呈黏液脓性分泌物。

● 盆腔充血，有可能出现月经过多或月经过频。

● 有可能出现发热、寒战、头痛、恶心、呕吐。

如果出现以上症状，最好及时去医院进行相关检查，做到早发现、早治疗。并在此基础上配合使用中医治疗方法，便能更快帮助自己远离盆腔炎。

中医认为，盆腔炎可以分为湿热型、热毒型、气滞血瘀型、湿热蕴结型4种，治疗时做好辨证分型。

1. 方剂疗法

● **桂枝茯苓汤加减**：取桂枝、茯苓、牡丹皮、芍药、桃仁各9克，甘草6克，煎汤服用，早、晚各1次。此方清利湿热，适合湿热型盆腔炎，常表现为低热，小腹疼痛灼热，口干不欲饮，带下量多，色黄质稠，舌红，苔黄腻，脉滑数的女性服用。

● **银花公英汤加减**：取金银花、蒲公英、板蓝根各60克，生甘草30克，水煎，每日分2次服。此方清热解毒，适合热毒型盆腔炎，表现为高热，寒战，头痛，小腹疼痛拒按，带下量多如脓、臭秽，尿黄便秘，舌苔黄，脉滑数或弦数的女性服用。

● **血府逐瘀汤加减**：取当归、川芎、桃仁、红花、枳壳、川楝子各10克，牡丹皮、赤芍各12克，乳香、没药各6克，水煎服，每日1剂。此方可活血化瘀、行气止痛，兼清热利湿，适合气滞血瘀型盆腔炎，常常表现为下腹隐痛下坠，腰骶酸痛，白带多，月经不调、量多，体倦头晕，舌质紫暗有瘀斑，脉弦细或涩细的女性服用。

● **解毒止带汤加减**：取金银花、连翘、茵陈、黄芩各12 ~ 15克，椿白皮、黄柏、牛膝、贯众、牡丹皮、地榆各10克，黄连5克，水煎服，每日1剂。此方清热解毒、除湿化瘀的功效，适合湿热蕴结型盆腔炎，表现为少腹疼痛拒按，阴部坠胀，经期延长，经量增多，或见痛经，带下异常，体倦食少，大便溏，小便黄，苔黄腻，脉濡数的女性服用。

2. 针灸疗法

● **针灸**：选取关元、气海、双侧大横、归来、阴陵泉、足三里、三阴交、太冲等穴进行针灸，均用平补平泻手法，留针 25 ~ 30 分钟。同时用艾条悬起灸关元、子宫、三阴交，起针时停止艾灸即可。起针后针刺环跳穴，得气后保持酸胀感 3 ~ 5 秒即可起针。隔日针刺双侧脾俞、肾俞、气海俞、次髎，同时艾灸肾俞、次髎。针灸每 7 日为 1 疗程，2 个疗程之间可以休息 2 天。

● **艾灸**：根据盆腔炎急、慢性的不同，取穴也有所区别，具体如下：

① 急性盆腔炎取神阙、归来、中级穴，用艾炷隔姜灸各 3 ~ 5 壮；取气海、大肠俞、次髎、三阴交穴，用艾条温和灸，每穴灸 5 ~ 10 分钟，以局部皮肤灼热红润为度，每天或者隔天灸 1 次。

② 慢性盆腔炎取三阴交穴用艾条温和灸，至皮肤红晕温热为度，每次灸 20 ~ 30 分钟。除三阴交外，还可灸腹部压痛点。

3. 泡脚疗法

● **金银花连翘水**：取金银花、连翘各 50 克，牡丹皮、蒲公英、土茯苓、车前草各 20 克，加适量清水煎煮，30 分钟后去渣，将药汁与 2000 毫升开水一同倒入盆中，先熏蒸，温度适宜后再泡脚，每次泡 40 分钟。此法有清热解毒、化瘀利湿的功效，用治湿热郁结型急性盆腔炎。

● **地丁草当归水**：取地丁草、虎杖、蚤休各 30 克，当归、川芎各 20 克，先用清水浸泡 20 分钟再煎，将煎好的药液与 1500 毫升开水一同倒入盆中，先熏蒸再泡脚，每次浸泡 40 分钟，每天 2 次。

4. 饮食疗法

● **冬瓜粥**：先取槐花 10 克、冬瓜仁 20 克煮成浓汤，去渣后再放 30 克薏苡仁和适量的粳米同煮成粥服食。冬瓜粥能够清热解毒，可用于急性盆腔炎的辅助治疗。

● **莲子排骨汤**：取猪排骨 200 克，剁成小块，用沸水焯一下以洗去浮沫，与 40 克去芯莲子、30 克芡实、25 克怀山药、20 克枸杞一同放入砂锅中，加水、料酒、盐、胡椒、葱、姜等，中火炖 1 小时，再加少量味精提味即可。莲子排骨汤可补肾益精、清心固带，尤其适宜肝肾不足、湿热下注的盆腔炎患者。

总体来说，女性与其患盆腔炎之后通过以上方法来进行治疗，还不如早早做好盆腔炎的预防工作，帮助自己远离盆腔炎的侵袭。

☆ 养成良好的卫生习惯	临近经期和正值经期时，不要游泳和盆浴，不要进行性生活，以免造成充血、感染等。除此之外，平时也要保持阴部清洁、干燥；用温清水而不是肥皂或护理液清洗；清洁时要做到专人专盆；不到不干净的水域游泳；尽量不用护垫；性生活前后做好清洁工作。
☆ 保持良好的精神状态	精神紧张、压抑可能导致机体免疫功能下降，从而容易发生盆腔炎，且不好痊愈。因此，应合理安排工作、生活和家庭，积极锻炼身体，愉悦心情，增强体质，保持良好的身心状态。

第三章

妇科肿瘤

无病可预防，
有病别紧张

卵巢囊肿与卵巢肿瘤，
你还在傻傻分不清楚吗

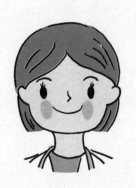

有些女性去医院检查，被告知患有卵巢囊肿，还没等医生解释，就已经开始害怕了。其实，很多女性都把卵巢囊肿和卵巢肿瘤混为一谈了。有些女性甚至认为医生诊断卵巢囊肿是在用委婉的方式告诉自己得了卵巢肿瘤，其实不然。

卵巢肿瘤是指发生于卵巢上的肿瘤，它是女性生殖器常见肿瘤之一，也是妇科恶性肿瘤中死亡率最高的肿瘤。而卵巢囊肿是妇科常见的一种疾病，其发病率在已婚女性中高居不下。早期的卵巢囊肿多表现为月经异常、经血过多，常伴有下腹疼痛、贫血等症状。卵巢囊肿一般分为2种情况：一种情况是卵巢非赘生性囊肿，包括卵泡囊肿、黄体囊肿、多囊卵巢、卵巢巧克力囊肿等，这些囊肿并不是肿瘤，体积也不大，直径很少超过5厘米，且往往能够自行消失，一般不需要手术；另一种情况是卵巢良性肿瘤的一种，也是妇科常见肿瘤，其唯一的治疗方法就是手术。由此可知，卵巢肿瘤和卵巢囊肿并不是一回事，不能将它们混为一谈。下面就来看看它们各自的具体表现有哪些。

1.卵巢囊肿

● 卵巢非赘生性囊肿

①滤泡囊肿是由于卵泡上皮变性、卵泡壁结缔组织增生变厚、卵细胞死亡、卵泡液未被吸收或者增多而形成的。滤泡囊肿一般没有自觉症状，

经常是在进行妇科检查或剖宫产时偶然发现的。囊肿可以被自然吸收、消退。

②正常黄体是囊性结构，可使卵巢略增大，但是若囊性黄体持续存在或增长，或黄体血肿含血量较多，血液被吸收后，就会导致黄体囊肿。由于囊肿持续分泌孕激素，常使月经周期延迟。若囊肿破裂，则可出现腹痛及阴道流血，且与异位妊娠破裂极为相似。

③多囊卵巢综合征是以稀发排卵或无排卵、高雄激素或胰岛素抵抗、多囊卵巢为特征的内分泌紊乱的症候群。临床表现为月经稀发或闭经、慢性无排卵、不孕、多毛及痤疮等。由于持续无排卵，严重情况下会使子宫内膜过度增生，增加子宫内膜癌的风险。

④卵巢巧克力囊肿是子宫内膜异位症的一种病变。月经期脱落的子宫内膜碎片，随经血逆流，经输卵管进入盆腔，种植在卵巢表面或盆腔其他部位，形成异位囊肿，这种异位的子宫内膜也受性激素的影响，随同月经周期反复脱落出血，若病变发生在卵巢上，则每次月经期局部都有出血，使卵巢增大，形成内含陈旧性积血的囊肿，这种陈旧性血呈褐色，黏稠如糊状，似巧克力，故又称"巧克力囊肿"。这种囊肿可以逐渐增大，有时会在经期或经后发生破裂，但很少发生恶变。

● 卵巢良性肿瘤

①正常的卵巢体积不大且位于盆腔深部，肿瘤较小时多无症状，往往于妇科检查或盆腔 B 超检查时偶然发现。

②肿瘤长大时，患者可摸到下腹包块或自觉腹部增大及腹围增加，常感腹胀不适。

③大的或巨大的肿瘤占满盆腔、腹腔时，可出现尿频、便秘、气急等压迫症状。

④妇科检查可在子宫一侧或双侧触及球形肿块，多为囊性，表面光滑，与子宫无粘连。

2. 卵巢肿瘤

卵巢恶性肿瘤是女性生殖器官常见的恶性肿瘤之一，发病率仅次于子宫颈癌和子宫体癌而列居第 3 位。但卵巢上皮癌死亡率却占各类妇科肿瘤的首位，对女性的生命造成严重威胁。卵巢恶性肿瘤的临床表现主要有以下几个方面。

● **腹部增大及肿块**：腹部迅速增大，下腹坠胀不适，腹壁不平软。

● **疼痛**：卵巢恶性肿瘤可能由于瘤内的变化，如出血、坏死、迅速增长而引起相当程度的持续性胀痛。在检查时可以有局部的压痛。

● **月经不调**：一些上皮性肿瘤可有雌激素分泌增多，可能会出现月经过多、月经紊乱、闭经或绝经后子宫出血等现象。

● **全身状态不良**：卵巢恶性肿瘤可有发热、消瘦、体重骤减、贫血、无力等全身症状，晚期甚至呈恶病质。

此外，值得注意的是，卵巢肿瘤还会使老年女性出现绝经后阴道又出血的"返老还童"现象，或者使幼女出现发育年龄前特异性早熟的"青春早现"的现象，还会使部分女性出现男性化特征，一旦出现这些倾向，一定要尽早去医院做相关检查。

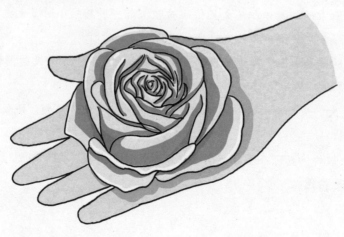

卵巢恶性肿瘤分多种，
怎样用中医智慧辨证治疗

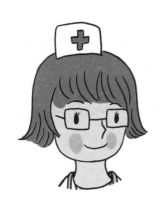

卵巢恶性肿瘤分多种，以上皮癌最多见，其次是恶性生殖细胞肿瘤。

卵巢恶性肿瘤的早期诊断是比较困难的，一般情况下，较小的卵巢肿瘤除了偶尔可能在患侧下腹部有牵引痛之外，多数是没有任何症状的。所以，定期进行妇科检查是早期发现卵巢肿瘤的一个好方法。一般来说，女性在发育年龄前出现了特异性早熟以及阴道出血；生育年龄的女性出现性亢奋或者月经失调现象；非绝经期的女性出现经量减少甚至闭经；老年女性绝经后阴道又出血；患有附件炎久治不愈；常有腹胀不适，下腹部一侧可扪及肿块，活动度大，有弹性，肿块增大时固定不移；下腹部时有隐痛、坠胀，伴有食欲不振、恶心、胃部不适等消化道症状；腹水、下肢和外阴水肿，小便排泄不畅或有排尿困难；肛门坠胀、大便习惯改变，出现肠梗阻；出现进行性消瘦以及慢性贫血等，均是卵巢恶性肿瘤的报警信号。

因此，如果一旦出现以上症状，要及时去医院进行专业、全面的检查治疗，同时参考以下中医方法进行治疗。

中医认为，卵巢恶性肿瘤是由于脾虚痰湿、湿热蕴毒、气滞血瘀导致的，所以治疗也要做好辨证分型。

1. 方剂疗法

● **白术扁豆汤**：取白术、扁豆、茯苓、陈皮、神曲、麦芽、山楂、香附、五谷虫、牡蛎（先煎）、苍术、莪术各10～15克，枳实、半夏、胆南星各6～12克，砂仁6～10克，丹参10～18克，水煎服，每日1剂，早、晚分服。此方有健脾利湿、化痰散结的功效，适合脾虚痰湿型卵巢肿瘤，表现为腹部肿块，胃脘胀满，食后腹胀，面色萎黄，大便溏稀，食欲减退，身体瘦弱无力，舌淡暗，苔白腻，脉细滑的女性服用。

● **三棱昆布汤**：取三棱、莪术、青皮、制南星各6～12克，半夏、麦芽、夏枯草、苍术各10～15克，海藻、昆布、牡蛎（先煎）各15～30克，水煎服，每日1剂，早、晚分服。此方有清热利湿、解毒散结，适合湿热蕴毒型卵巢肿瘤，表现为腹部肿块、胀痛，大便干燥，小便短黄，口干不欲饮，阴道不规则出血，或伴有腹水，舌暗红，苔黄腻，脉洪数的女性服用。

● **莪术当归汤**：取莪术、当归、赤芍、枳壳、木香、桃仁各10～15克，桂心3～9克，琥珀粉、大黄（后下）各3～6克，槟榔、鳖甲（先煎）各6～12克，昆布15～30克，水煎服，每日1剂，早、晚分服。此方有行气活血、祛瘀散结的功效，适合气滞血瘀型卵巢肿瘤，表现为腹部肿块坚硬且固定不移，腹部胀痛，面色晦暗无华，形体消瘦，肌肤甲错，大、小便不畅，小便短黄，月经紊乱或阴道流血，舌紫暗或有瘀斑，苔薄黄，脉弦细或涩的女性服用。

此外，很多中成药和验方对于治疗卵巢肿瘤也有很好的疗效。如桂枝茯苓丸，每日2次，每次5克；大黄䗪虫丸，每日2次，每次6克；鳖甲煎丸，每日2～3次，每次3～5克；小金丹，每日3次，每次6克；取炙鳖甲10克，炙蜈蚣1条，共研成细末，用开水送服；取赤芍、大黄各60克，枳壳30克，共研成细末，饭糊为丸，每日3次，每次1克等，坚持服用一段时间这些药方，均对卵巢恶性肿瘤起一定的改善作用。

2. 针灸疗法

● **平补平泻**：取曲骨、大赫、气海、子宫、中脘、阴陵泉等穴施针，适合脾虚痰湿型卵巢肿瘤。

● **泻法**：取气海、气冲、三阴交、合谷等穴施针，适合气滞血瘀型卵巢肿瘤。若血瘀较甚，加刺血海、次髎、膈俞、石门穴；若腹部疼痛较甚，加地机穴；若郁而化热者，加然谷、行间穴。

● **耳针**：取子宫、卵巢、肾、脑、屏间，留针1小时，留针期间行针2～3次，以加强刺激量，每天针刺1次，15次为1个疗程。

除此之外，女性朋友还要做好卵巢恶性肿瘤的预防工作，因为女性卵巢恶性肿瘤重在早期发现、及时治疗。

☆ 按时进行妇科检查	每年做一次妇科检查。B超检查对于早期发现卵巢肿瘤有重要意义，且能初步判断肿瘤性质。
☆ 警惕各种妇科疾病	对绝经后阴道流血、久治不愈的附件炎、不明原因的腹胀不适、卵巢肿大等症状保持高度警惕。
☆ 经期、产后注意保养	经期以及产后要特别注意调养，如严禁房事，保持外阴和阴道清洁；心情舒畅，情绪稳定，切忌忧思愤怒；注意保暖，避免受寒；劳逸适度，加强营养，饮食宜清淡、易消化，忌食辛辣、生冷、刺激性的食物；保持正气充足，气血顺畅，机体健康。

子宫肌瘤必须手术治疗吗？
中医用什么方法治疗

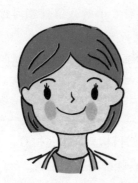

子宫肌瘤又称子宫平滑肌瘤，是女性生殖器最常见的一种良性肿瘤。子宫肌瘤多无明显症状，仅在盆腔检查时会被偶然发现。一般认为，子宫肌瘤是体内激素紊乱，雌激素过高所致，所以西医学一般采用性激素或手术疗法治疗子宫肌瘤。但是，子宫肌瘤必须手术治疗么？

其实子宫肌瘤的常用治疗方法包括手术治疗、介入治疗和药物治疗。患者到底应该采取哪种方法治疗，要根据年龄，婚姻状况，肌瘤的部位、大小、数量，有无症状以及症状的轻重，患者的全身情况等因素全面考虑。因此，并不是所有的子宫肌瘤都需要手术治疗，如年轻且要求保留生育功能的女性可选择非手术治疗。绝经前的女性，若肌瘤不大，症状不明显，则随着子宫萎缩、绝经，肌瘤也会随之萎缩，比较适合药物治疗。只有在子宫肌瘤长到拳头大小、骨盆中的其他器官受到压迫；或子宫肌瘤生长速度太快，或者在更年期以后，肌瘤不但不萎缩，反而增大；或子宫肌瘤造成大量出血，或长期经量过多，以致贫血；或其他检查一切正常，但导致女性不孕的情况下，才需要进行手术治疗。

中医认为，子宫肌瘤由气滞、血瘀、痰湿导致，所以中医治疗子宫肌瘤更加全面而综合，在消瘤的同时不忘止血，止血的同时不忘消瘤，并兼顾调理卵巢功能等。具体的治疗方法以下面几种最为常见。

1.方剂疗法

● **木香丁香汤**：取木香、丁香、枳壳、川楝子、小茴香各 10～15 克，三棱、莪术各 15～25 克，青皮 10～25 克，水煎服，每日 1 剂。此方有行气导滞、活血消癥的功效，适合气滞型子宫肌瘤，表现为小腹胀满，积块不坚，推之可移，或上或下，痛无定处，舌苔薄白而润，脉沉而弦的女性服用。

● **桂枝芍药汤**：取桂枝、芍药、桃仁、香附、乌药（先煎）各 10～15 克，云苓、牡丹皮各 10～20 克，炮穿山甲（先煎）6～12 克，皂角刺、鳖甲（先煎）各 15～30 克，水煎服，每日 1 剂。此方有活血破瘀、消肿散结的功效，适合血瘀型子宫肌瘤，表现为胞中积块坚硬，固定不移，疼痛拒按，伴有面色晦暗，肌肤无华，月经量多或月经延后，口渴不欲饮，舌质红，边有瘀点，脉沉涩的女性服用。

● **陈皮茯苓汤**：取制半夏 10～20 克，陈皮、茯苓、青皮、香附、木香、苍术各 10～15 克，川芎 6～15 克，三棱、莪术各 15～25 克，甘草 6～10 克，水煎服，每日 1 剂。此方有理气化痰、消肿散结的功效，适合痰湿型子宫肌瘤，表现为腹部包块，时有作痛，按之柔软，带下较多、色白、质黏腻，形体畏寒，胸脘满闷，小便量多，舌苔白腻，舌质紫暗，脉细濡而沉滑的女性服用。

2.饮食疗法

● **银耳藕粉汤**：取银耳 25 克泡发、去蒂，撕成小片，放入锅中，加适量水和冰糖，炖烂，加入藕粉冲服，每日 1 次。此汤具有清热润燥止血的功效，适合子宫肌瘤，月经量多，久不止血，血色鲜红，烦躁不寐的女性食用。

● **消瘤蛋**：取中药壁虎 5 只，鸡蛋 2 个，莪术 9 克，加水 900 毫升共煮，待鸡蛋熟后，剥皮再煮，弃药食蛋，每晚服用 1 次。本品有散结止痛、祛风定惊的功效，适合气滞血瘀型子宫肌瘤的女性食用。

● **蛇肉青鱼汤**：取蛇肉、青鱼各 250 克，分别处理干净并洗净，加 1000 毫升水和适量调料共煮，食肉喝汤即可，每日 1 次。此汤补气活血，适合气虚血瘀型子宫肌瘤，表现为经行量多，小腹胀痛，疲倦乏力，食少便溏的女性食用。

除此之外，子宫肌瘤患者还要做好日常防护工作，做到饮食定量，口味清淡，多吃瘦肉、鸡蛋、鹌鹑蛋、鲫鱼、甲鱼、白菜、芦笋、芹菜、菠菜、黄瓜、冬瓜、香菇、豆腐、海带、紫菜、水果等；忌吃桂圆、红枣、阿胶、蜂王浆等热性、凝血性和含激素成分的食品，辣椒、麻椒、生葱、生蒜、白酒等刺激性食物及饮料，羊肉、虾、蟹、鳗鱼、咸鱼、黑鱼等发物。

子宫肌瘤患者一定要引起足够的重视，及时了解其危害性，尽早治疗。只有这样，才能保证身体健康，真正享受人生的美好和温馨。

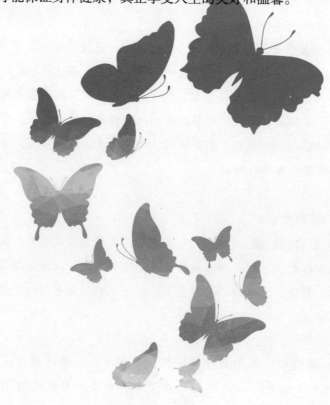

女性朋友一定要重视
子宫肌瘤的自我检查

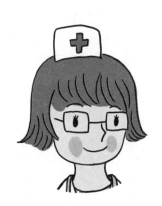

前面已经介绍过，子宫肌瘤大部分没有明显症状，仅在盆腔检查时才会被偶然发现，因此初步地自我检查就变得尤为重要。由于子宫肌瘤多见于 30 ～ 50 岁的女性，所以这类人群一定要重视自我检查。子宫肌瘤的自我检查要注意以下几个方面。

1. 是否有不正常阴道出血

月经改变是子宫肌瘤最常见的症状，表现为月经周期缩短、经量增多、经期延长等。

2. 是否摸到肿块

清晨排空小便，空腹平躺在床上，双膝稍弯曲，放松腹部，用双手在下腹部按触，由轻浅到重深，若腹部胀大、下腹部扪及肿物，应及时去医院检查。

3. 是否感觉疼痛

子宫肌瘤常伴下腹坠胀，下腹部、腰背部或骶尾部等疼痛酸重，这些均应引起注意。

4. 阴道分泌物的性质是否正常

正常的白带是量少且略显黏稠的无色透明分泌物，伴随月经周期会有轻微变化。如出现白带增多以及大量脓血性分泌物与腐肉样组织，并伴有异常臭味，则应及时就诊。

5. 是否有压迫症状

子宫肌瘤向前或向后生长时，可压迫膀胱、尿道或者直肠，引起尿频、排尿困难、尿潴留或便秘。当子宫肌瘤向两侧生长时，能引起输尿管或肾盂积水。当子宫肌瘤压迫盆腔血管及淋巴管时，可以导致下肢水肿。

6. 是否有继发性贫血

子宫肌瘤导致的月经淋漓不尽，可引起继发性贫血，出现全身乏力、面色苍白、气短、心悸等症状。

7. 是否有低血糖

患有子宫肌瘤的女性，极个别会出现空腹低血糖，导致一过性的意识丧失，甚至休克。

8. 是否有不孕现象

子宫肌瘤压迫输卵管，使之扭曲，或者使宫腔变形，从而妨碍受精卵着床，都容易导致不孕。

如果按照以上方式进行自我检查后，发现有一定的子宫肌瘤征兆，也不用过分恐慌，因为99%以上的子宫肌瘤都是良性的。很多女性认为得了子宫肌瘤后一定要切除子宫，其实不然，面对疾病、科学的治疗方法和积极向上的态度是非常重要的。

至于有生育史的女性之所以得妇科肌瘤的几率较低，是因为女性一生中如果有一次完整的孕育过程，就能够增加10年的免疫力，而这10年的免疫力主要针对的便是妇科肿瘤。据调查研究显示，女性一生中原始卵泡的数目是有限的，排卵年限大约有30年。女性在妊娠期和哺乳期，由于激素的作用，卵巢暂时停止排卵，直到哺乳期的第 4 ～ 6 个月才恢复，所以卵巢由此推迟了一定数量的卵泡，这也是为什么有生育史的女性会更晚进入更年期的原因。而没有经过这一阶段的女性，由于得不到孕激素及时有效的保护，所以更容易发生激素依赖性疾病。同样，夫妻之间有和谐美满的性生活，也可以兴奋神经和内分泌系统，从而减少妇科肿瘤的发病几率。

由此可见，女性想要避免子宫肌瘤，还是要在该结婚的年龄选择结婚，在该生育的年龄选择生育，并保持积极乐观的心态和豁达开朗的心情，坚持适当的锻炼和合理的饮食，这样才能活出健康，活出美丽。

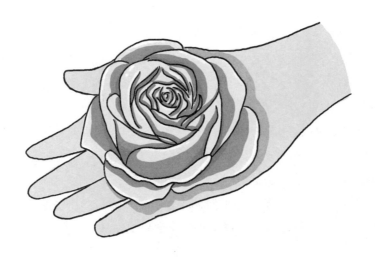

宫颈癌是女性最常见的恶性肿瘤，怎样才能远离它

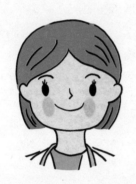

宫颈癌是最常见的妇科恶性肿瘤，似乎历来就是中老年女性的"专利"。临床观察表明，宫颈癌好发于40岁以上的女性，其中55～65岁为最高发人群，然而近年来的事实告诉我们，宫颈癌正呈现出年轻化的趋势。

因此，很早就有性经历的女性；性伴侣比较多而且经常有不洁性生活的女性；阴道检查后出血、非经期出血、绝经后出血的女性；阴道有异常分泌物，尤其伴有血性分泌物或坏死组织的女性；子宫颈有慢性炎症或宫颈糜烂等原发病的女性；直系亲属中有宫颈癌患者的女性，都可能受到宫颈癌这一妇科"头号杀手"的伤害，属于此类高发人群的女性应对宫颈癌引起足够的重视。

女性如果已经出现阴道分泌物增多，逐渐表现为白带浑浊、夹有脓血或坏死组织等，带有恶臭；出现疼痛、消瘦、乏力、贫血甚至并发尿闭或尿毒症等，都要及时去医院进行检查，做到早发现、早治疗。

中医认为，宫颈癌多由肝肾阴虚、肝郁气滞、湿热瘀毒、脾肾阳虚等造成，因此治疗时从这几方面着手效果会更加明显。

1. 方剂疗法

● **知母黄柏汤**：取知母、黄柏、山茱萸、牡丹皮、泽泻、半枝莲、草河车各10～15克，熟地黄、淮山药、枸杞各10～20克，女贞子、白毛

藤各 15 ～ 30 克，白花蛇舌草 30 ～ 60 克，水煎服，每日 1 剂，早、晚分服。此方有滋养肝肾、解毒扶正的功效，适合肝肾阴虚型宫颈癌，表现为白带增多，阴道出血，伴有头晕目眩，口燥咽干，腰酸耳鸣，心烦易怒，夜间烦躁不安，手足心热，舌质淡红，苔微黄，脉弦或弦细的女性服用。

● **柴胡陈皮汤**：取柴胡、陈皮、青皮各 6 ～ 12 克，枳壳、川芎、香附、郁金、黄芩、黄柏各 10 ～ 15 克，白芍 10 ～ 16 克，半枝莲 10 ～ 20 克，白花蛇舌草 30 ～ 60 克，炙甘草 3 ～ 10 克，水煎服，每日 1 剂，早、晚分服。此方有疏肝理气、解毒散结的功效，适合肝郁气滞型宫颈癌，表现为白带增多，阴道出血且夹有血块，胸胁胀满，心烦易怒，心悸失眠，口苦咽干，少腹胀满，舌质稍红，苔薄，脉弦的女性服用。

● **川芎当归汤**：取川芎、当归、白芍、黄芩、黄柏、山栀各 10 ～ 15 克，生地黄 10 ～ 18 克，败酱草 10 ～ 30 克，土茯苓、车前子（包煎）、薏苡仁各 15 ～ 30 克，水煎服，每日 1 剂，早、晚分服。此方有清热利湿、化瘀解毒的功效，适合湿热瘀毒型宫颈癌，表现为白带增多，色黄如米泔，或流污血，尿黄、味臭，伴有身重体倦，脘腹满闷，食欲不振，苔黄腻或白腻，脉弦或滑数的女性服用。

● **茯苓芍药汤**：取茯苓、白术、芍药、补骨脂、山茱肉各 10 ～ 15 克，附子（先煎）3 ～ 12 克，党参、乌贼骨各 15 ～ 30 克，小茴香 6 ～ 12 克，生姜 3 ～ 6 克，水煎服，每日 1 剂，早、晚分服。此方有温肾健脾、补中益气的功效，适合脾肾阳虚型宫颈癌，表现为白带增多、质清稀，时有血水，伴有身倦无力，腰酸背痛，畏风怕冷，饮食欠佳，舌质淡，苔薄白，脉沉细的女性服用。

此外，很多中药验方对宫颈癌也有一定的治疗作用。如取生黄芪 30 ～ 45 克，党参、当归、熟地黄、天花粉、土茯苓、蚤休、益母草、生牡蛎（先煎）各 15 ～ 30 克，茯苓、山药、杜仲、枸杞、丹参、夏枯草、柴胡、白芍各 10 ～ 15 克，红花 10 ～ 20 克，白花蛇舌草 30 ～ 60 克，

水煎服，每日 1 剂，早、晚分服；取白芍、香附、白术、茯苓、当归各
10 ～ 15 克，昆布、海藻各 15 ～ 30 克，柴胡 6 ～ 9 克，全蝎 36 克，蜈蚣
2 条，水煎服，每日 1 剂，早、晚分服；取当归、赤芍、苍术、猪苓、乳香、
没药、金银花、槐花、青木香各 10 ～ 15 克，冬瓜仁 15 ～ 30 克，土茯苓
30 ～ 60 克，全蝎 6 ～ 9 克，蜈蚣 2 条，水煎服，每日 1 剂，早、晚分服；
取当归、川芎、白芍、黄柏、山栀各 10 ～ 15 克，生地黄 10 ～ 18 克，败
酱草 10 ～ 30 克，昆布、土茯苓、车前草（包煎）、薏苡仁各 15 ～ 30 克，
蜈蚣 2 条，水煎服，每日 1 剂，早、晚分服等。

2. 饮食疗法

● **蚕豆粥**：取蚕豆茎 30 克，糯米 50 克。先将蚕豆茎放入锅中，加水
1000 毫升，煎 20 分钟，取汁，再将糯米加入汁中熬成粥服食，每日 1 次。
此粥有止血的功效，适用于宫颈癌伴有出血症状的女性食用。

● **鲤鱼酒**：取鲤鱼鳞 30 克，米酒适量。将鱼鳞放入锅中，加水 300
毫升，文火熬制成鱼鳞胶，用温米酒兑水冲服，每日 1 次。此酒有利湿解
毒的功效，适用于宫颈癌伴有腹痛、阴道出血、有臭味的女性饮用。

● **鲤鱼鹌鹑蛋**：取鲤鱼 1 条，鹌鹑蛋 4 个。将鲤鱼剖腹洗净，塞入鹌
鹑蛋，加调料共蒸服食，每日 1 次。本品利尿消肿，适用于宫颈癌伴水肿
的女性食用。

● **龙眼核桃**：取龙眼肉 125 克，核桃肉 250 克，一同捣碎，每次
取 5 ～ 10 克，加白糖，开水冲服，每日 2 ～ 3 次。适用于肾虚型宫颈癌
的女性食用。

● **猪骨粳米粥**：取猪骨髓 15 ～ 30 克，粳米 50 克，一同放入锅中，
加水 500 毫升，煮粥服食，每日 1 次。适用于肝肾阴虚型宫颈癌的辅助
治疗。

● **佛手柑粥**：取佛手柑 10 ～ 15 克，粳米 50 克。先将佛手柑放入锅中，加水 600 毫升，煎汤取汁，再加入粳米煮粥，每日服用 1 次。可用于子宫颈癌患者放、化疗后食欲不振、胸闷等的辅助食疗。

其实，对于宫颈癌这样比较严重的疾病来说，做好早期预防远远比患病之后再治疗来得容易、有效。所以女性平时一定要养成良好的生活习惯，保持积极向上的生活态度，定期去医院做妇科检查，做到早发现、早治疗。

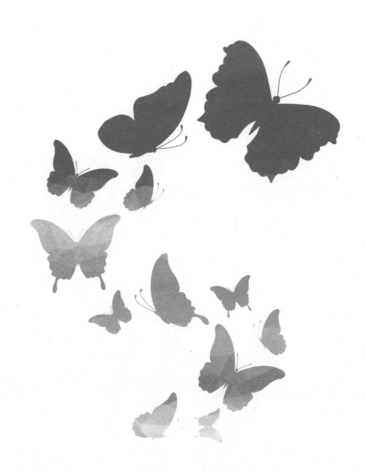

第四章

孕产问题

做健康的准妈妈，
生健康的宝宝

想要生个健康宝宝，怀孕必须具备哪些条件

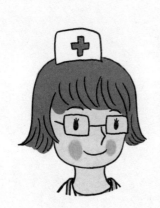

结婚生子是人生的必经大事，宝宝是夫妻爱情的结晶，也是家庭生活和谐美满的见证。怎样才能生一个健康的宝宝？想要怀孕必须具备哪些条件？这是每一对夫妻都应该了解的重要问题。

1. 必须有和谐的性生活

夫妻之间必须要有和谐的性生活，提倡回归自然。人类的性爱本身就是一种自然、和谐的生理活动，是夫妻之间情感交流的正常升华，只有情到深处，女性激素的分泌自然而然地达到一个高峰，组织器官的功能才能达到协同作用，排出健康的卵子。然而，有些夫妻或许是由于求子心切，将每一次性生活都当成一次严密的工作，严格挑选同房日期，并充分做好前期的准备工作，这在无形之中增加了夫妻双方的心理压力，有可能会造成排卵过程紊乱，反而不利于怀孕。所以性生活应该越自然、越放松，才能越和谐。

性生活的和谐同样体现在同房的频率上，性生活间隔的时间过短或者过长，都会使受孕成功率下降。一般情况下，正常的性生活频率应该为1周2次左右。

2. 男性有健康的精子

男性精子数量不够，会使受孕率下降。并且，如果精子在男性体内长时间无法排出，会导致精子畸形或者死亡，从而使射入女性阴道的精子质

量下降，若畸形的精子、活力不强的精子、死亡的精子比例过高，则受孕率也会下降。

3.女性有正常的排卵

正常的月经对女性来说至关重要，它是一个女人能否正常排卵的标志。月经稀少、月经先后无定期、闭经等月经异常通常预示着女性排卵的异常。女性激素调节紊乱会浪费掉每月仅一次的排卵机会，如多囊卵巢综合征、甲状腺功能异常以及先天性卵巢发育不良等疾病都会影响到女性排卵。

4.宫颈口、输卵管通畅

男性的精子和女性的卵子需要经过阴道、子宫颈、子宫腔，最后在输卵管中相会，因此宫颈口和输卵管的畅通是受孕成功的必要条件。

5.子宫的健康是成功受孕的"沃土"

子宫内膜有足够的厚度，且子宫腔内平滑完整，是成功受孕的"肥沃土壤"。子宫内膜过薄或者过厚、子宫内膜炎症都会影响受孕，若子宫内膜炎症严重者，甚至会导致胚胎停止发育或胚胎畸形。

6.适宜的环境

有资料表明，平均气温在 13.6℃～23℃是受孕的最佳气候条件，因此，在秋季女方较易怀孕。秋天是个温度适宜、气候舒爽的季节，此时身体内的各种生理功能比较活跃。不仅如此，秋天还为女性怀孕创造了优越的条件，即怀孕前 3 个月是胎儿大脑组织开始形成和分化的时期，8、9 月份秋高气爽，孕妇不需忍受暑热高温的影响；夜间睡眠充足，保证了正常生理代谢；且有多种蔬菜、水果可供选择，营养和维生素来源丰富，吸收充分，这些都有利于胎儿大脑的发育。而且秋季妊娠，正是春末夏初分娩，气候温和，副食品充足，保证孕产妇及新生儿的营养供应，均有利于婴幼儿的发育，因此秋季是一年中最佳的怀孕季节。

此外，男女双方在舒适的环境和放松的心情下准备受孕，也是受孕成功不可或缺的重要因素。

你容易怀孕吗？怎样依靠中医学治疗不孕症

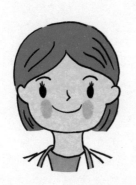

怀孕生子对于一个女性、一个家庭来说，都是极为重要的一件事情。然而，随着生活节奏的日益加快和工作压力的日渐增大，越来越多的女性受到不孕症的困扰。

一般来说，容易导致女性不孕的常见原因主要有以下几点。

1. 月经紊乱

女性表现为月经周期改变，月经提早或延迟超过 7 天以上；或月经量过多或者过少；或月经周期延长，常见于黄体功能不全及子宫内膜炎症。

2. 闭经

年龄超过 18 岁尚无月经来潮或月经来潮后又连续停经超过 6 个月，称为闭经。临床上，闭经引起的不孕为数不少。

3. 痛经

原发性痛经一般在初潮开始就会发生，多为子宫收缩和局部缺血导致神经精神性疼痛，或因子宫发育不良、子宫颈口狭窄、子宫位置不正、内分泌失调所致，均对不孕有一定的影响。继发性痛经通常是由生殖器官病变引起的，如子宫内膜异位症、子宫腺肌症、子宫肌瘤、子宫内膜息肉、子宫腔粘连、盆腔炎、子宫颈狭窄等，均可进一步引发不孕症。

4.月经前后诸证

周期性的经前乳胀、经行头痛、经行泄泻、经行浮肿、经行发热、经行口糜、经前面部痤疮、经行风疹块、经行抑郁或烦躁等一系列症状常因内分泌失调、黄体功能不全引起，均可导致不孕。

5.白带异常

阴道炎、宫颈糜烂、子宫内膜炎、盆腔炎及各种性传播疾病不仅会导致白带增多、色黄、有气味、呈豆腐渣样或水样，而且还会不同程度地影响受孕。

6.腹痛

盆腔炎、子宫肌炎、卵巢炎、子宫内膜异位症以及子宫、卵巢肿瘤等常常表现为慢性下腹痛，两侧少腹隐痛或腰骶痛。女性如果经常出现不明原因的腹痛，也可能是影响怀孕的相关因素。

7.乳房溢乳

女性在非哺乳期乳房溢乳，常常合并闭经而导致不孕。

当女性出现以上症状时，最好及时去医院进行检查，看看自己在怀孕方面是否存在问题。

《女科切要》中说："妇人无子，皆由经水不调。经水所以不调者，皆内有七情之伤，外有六淫之感。"中医认为，女子肾气旺盛，经血充沛，任脉通，太冲脉盛，月事正常，才能有子。若因肾虚、血虚、痰湿、肝郁、宫寒等因素，引起冲、任二脉失调，则不能摄精受孕。所以中医将不孕症辨证分为肾虚型不孕、血虚型不孕、痰湿型不孕、肝郁型不孕和宫寒型不孕5类，其治疗方法也多从这5个方面着手。

1.方剂疗法

● **肾虚型不孕**：临床表现为婚后久不受孕，月经量少，面色晦暗，精神疲惫，腰膝酸软，性欲淡漠，小便清长，带下色淡或清稀，舌淡，苔薄, 脉沉小或迟。治以温肾养血, 调补冲任。方用熟地黄、生地黄各12克, 山萸肉、巴戟天、当归、菟丝子、益智仁、鹿茸、杜仲、茯神、山药、远志、川断、蛇床子各9克, 水煎服, 每日1剂, 早、晚分服。

● **血虚型不孕**: 临床表现为闭经或月经量少、色淡, 经期延长, 体质虚弱, 伴有面色无华, 头晕目眩, 心悸, 舌淡, 苔薄, 脉沉细。治以养血补虚, 调补肝肾。方用熟地黄、覆盆子、菟丝子各12克, 当归、白芍、山萸肉各9克, 水煎服, 每日1剂, 早、晚分服。若内热血枯, 兼唇红颊赤, 咽干口苦, 五心烦热, 日晡潮热, 脉细数。治以滋阴养血, 调补肝肾。方用生地黄、女贞子、旱莲草各12克, 牡丹皮、白芍、黄柏、玄参各9克, 水煎服, 每日1剂, 早、晚分服。

● **痰湿型不孕**: 临床表现为形体肥胖, 月经色淡, 面色㿠白, 头晕心悸, 带多黏稠, 口淡痰多, 胸闷不舒, 苔白腻, 脉滑。治以健脾燥湿化痰。方用中成药启宫丸。

● **肝郁型不孕**: 临床表现为月经先后无定期, 月经量少, 经前乳房胀痛, 经性腹痛, 常伴胸胁肋部胀闷不舒, 精神抑郁, 舌质红, 苔薄腻, 脉弦。治以疏肝解郁, 养血理气。方用当归、白芍、茯苓、白术各9克, 柴胡6克, 薄荷、甘草各3克, 煨生姜1.5克, 水煎服, 每日1剂, 早、晚分服。

● **宫寒型不孕**: 临床表现为月经后期, 量少或行而不畅, 颜色紫暗, 夹有血块, 痛经, 小腹冷痛, 舌苔薄白, 脉沉迟。治以温宫散寒调经。方用当归、川芎、熟地黄、白芍各9克, 香附、艾叶各12克, 水煎服, 每日1剂, 早、晚分服。或服用中成药艾附暖宫丸, 每日2次, 每次4.5克。

2.针灸疗法

● **肾阴亏虚型不孕**: 可针刺关元、肾俞、大赫、命门、阴交, 用补法; 小腹冷痛者还可重灸子宫、中极。

● **肾阴亏虚型不孕**：可针刺关元、太溪、大赫、三阴交，针用补法或平补平泻法；腰膝酸软者还可针刺肾俞、足三里。

● **血虚型不孕**：可针刺关元、气冲、子宫、足三里、三阴交，各穴均用补法。

● **痰湿型不孕**：可针刺足三里、丰隆、四满、中极、气冲，针用平补平泻法；白带量多者还可针刺次髎穴。

● **肝郁型不孕**：可针刺肝俞、气海、太冲、三阴交、气穴，针用泻法；伴有胁痛者加阳陵泉。

● **宫寒型不孕**：可针刺阴交、曲骨、命门、气海，施以平补平泻法。

3. 推拿疗法

● 推拿腰背部时，应取俯卧位，用推抚法推脊柱两侧膀胱经，以微红为度，并点按至阳穴、命门、腰阳关、长强，按揉膈俞、脾俞、肾俞、八髎等穴，按压并分推腰部两侧，在腰骶部用擦法，以透热为度。

● 推拿胸腹部穴位时，取仰卧位，按揉气户、气海、关元和子宫等穴。

● 下肢部的推拿，可以采取仰卧屈膝位，按揉足三里、血海、三阴交等穴。

● 肾虚不孕可加按气穴、然谷、百会、太溪。

● 血虚不孕可加按气户、中脘。

● 痰湿不孕可加按四满、中极、气冲、丰隆。

● 肝郁不孕可加按肝俞、期门、章门、四满、气冲。

● 宫寒不孕可加按阴交、曲骨、气冲。

准妈妈们生产的时候，
是剖还是生

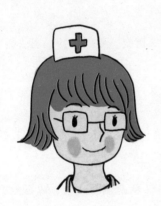

当准妈妈的肚子一天天增大、小宝宝一天天茁壮成长的时候，就意味着准妈妈正面临着即将到来的分娩，选择剖还是生已经成为困扰不少准妈妈们及其家人的大问题。

世界卫生组织在一份调查报告中指出，中国近一半的产妇都选择剖宫产诞下婴儿，剖宫产率为全球第一。这个比例大大超出了世界卫生组织规定的 15% ~ 20% 的标准。然而剖宫产并不是安全制胜的无上法宝，它对准妈妈和宝宝来说更像把"双刃剑"。若用得好，为母婴健康保驾护航；若用得不好，反而不利于母婴健康。那么究竟剖宫产与顺产各自有何利弊呢？

1. 部分孕妇对分娩存在的几个误区

● 剖宫产或者阴道分娩的宝宝更聪明：许多人因为听说剖宫产的宝宝更聪明而盲目要求剖宫产；也有人听说阴道分娩的宝宝更聪明，因而即使临床病情需要剖宫产，她们也不顾医生反对坚持要求自己生。

其实宝宝的智商最主要取决于基因，这与遗传关系最为密切，也就是说父母的智商很大程度上影响了宝宝的智商，而孕期的营养、分娩的顺利与否、后天智力的开发也对宝宝的智商有一定的影响作用。剖宫产或阴道分娩并不直接与智商相关，只要能让宝宝顺利娩出，无论是剖还是生，都是一样的。

如果不适宜阴道分娩却强行去生，而导致宝宝在分娩的过程中出现颅内出血、脑水肿等，反倒会弄巧成拙了。或者当宝宝有宫内窘迫，需要赶紧剖宫产终止妊娠时，产妇却坚持阴道分娩，导致宝宝在宫内长期缺氧，也会影响宝宝的智商。反之亦然，若盲目追求剖宫产，拒绝阴道分娩，宝宝未经产道挤压，不利于其肺扩张，容易导致出生后不能自主呼吸，新生儿窒息容易影响颅脑发育，从而影响智商。

● **自己生太疼，剖宫产不疼**：剖宫产时会给麻醉，但是麻醉只是阻滞了痛觉，触觉还在，手术过程中仍然会有挤压不适的感觉。此外，每个人对麻醉药的敏感性不同，因此麻醉效果也不同，有一些人即使麻醉了仍然会感觉到疼痛。产后子宫会发生收缩，出现宫缩痛，在按压宫底、宝宝吸奶的时候尤为明显，麻醉也不能镇住宫缩的疼痛。当麻醉效果过去后，剖宫产手术切口的疼痛就会出现，这是比阴道分娩额外多出的疼痛。而近年来，阴道无痛分娩也开始逐步推广，分娩的产痛较之前得到了极大的缓解。总之，剖宫产也会疼，如果没有医学指征，仅仅因为怕疼而要求剖宫产，是不科学的。

● **剖宫产更安全**：剖宫产手术对孕妇的损伤更大，剖宫产手术本身就是一种创伤，有更高的风险。剖宫产与阴道分娩相比，产妇羊水栓塞、宫缩乏力、产后大出血、子宫切除、产妇死亡率的风险均较高。而对宝宝来说，不恰当的剖宫产减少了其心肺功能锻炼的机会，反而不利于宝宝自动呼吸的建立。因此，并不是剖宫产就一定比阴道分娩更安全。

● **高龄产妇必须剖**：高龄初产指的是第一次分娩时年龄大于 35 周岁的产妇。高龄初产是剖宫产的一条相对指征，意思是说可以适当放宽剖宫产的指征，但并不是说高龄初产妇只能剖、不能生。此外，即使产妇分娩时年龄大于 35 周岁，但是她若有过阴道分娩的经验，完全可以再次阴道分娩，而且经产妇阴道分娩会更加顺利。

2. 阴道分娩有什么优势

阴道分娩是一种正常的生理现象，此法传承了数万年，是最为符合人类发展的理想分娩方式，因为它对孕妇和宝宝的损伤都较小，而且孕妇产后恢复快、能够更好地哺育宝宝。若宝宝发育正常、孕妇骨盆大小合适、身体状况良好，均适宜阴道分娩。具体来说，阴道分娩有以下几个优点。

● 阴道分娩过程中子宫有规律地收缩、舒张，使宝宝的胸腔也发生有节律地收缩，可以锻炼心肺功能，产道的挤压还可促使气道液体挤出，为宝宝出生以后的自动呼吸创造有利条件。

● 阴道分娩过程中，孕妇体内会自然产生催产素，它能促进子宫收缩，减少宫缩乏力、产后出血，还能促进乳汁分泌。剖宫产术中需要人工注射催产素促进子宫收缩。

● 阴道分娩可以自然扩张产妇的宫颈和阴道，有利于产后恶露的排泄引流。

● 阴道分娩后产妇恢复快、休假短，子宫恢复也较剖宫产快，产妇可以更早地外出活动、工作等，对日常生活更为方便。

3. 哪些情况下必须剖宫产

如果孕妇或胎儿存在不适宜阴道分娩的情况，如孕妇骨盆狭小，产道异常，合并有严重妊娠高血压、心脏病、严重甲状腺功能亢进等不适宜阴道分娩的疾病；或宝宝出现宫内窘迫、宫内溶血等危及生命的情况无法继续妊娠，且无法耐受阴道分娩；或是存在前置胎盘、胎盘早剥、脐带脱垂、先兆子宫破裂、胎位异常等情况，均需尽快结束分娩，采取剖宫产的方式，以确保母婴平安。

4. 剖宫产存在哪些隐患

剖宫产是解决难产和母婴并发症的一种手段，正确使用可及时挽救母婴生命，保证母婴安全，但终究不是一种理想和完美的分娩方式。其存在的问题主要包括剖宫产手术对孕妇的损伤较大；剖宫产术后的恢复远比阴道分娩慢；剖宫产有手术后短期并发症，如伤口感染、愈合不良、瘢痕形成；剖宫产术后远期有盆腔粘连、腹壁子宫内膜异位症等并发症，可引起腹痛；剖宫产术后再次妊娠分娩或人工流产会有子宫破裂的风险。

剖宫产与阴道分娩没有绝对的利弊，只要选择正确、使用得当，无论是剖宫产还是阴道分娩，都是有利于孕妇和宝宝的。正确的剖宫产应在具备医学指征的情况下进行。在选择分娩方式前，产科医生会对产妇做详细的全身检查和产妇、胎儿检查，评估产妇骨盆、胎儿大小、胎儿状况、胎位是否正常等。如果一切正常，孕妇在分娩时就可以采取阴道分娩的方式；如果有问题，则建议采取剖宫产。

面对复杂的孕期和分娩过程，有时候准妈妈和家人难免有点不知所措。在这种情况下，孕妇和家人切忌盲目坚持己见，非要选择剖或者自己生，干扰分娩过程。此时，请信赖产科医生，听从医生的建议。

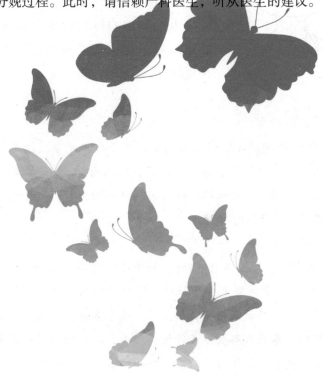

妊娠呕吐好辛苦，如何帮孕妈妈赶走孕期烦恼

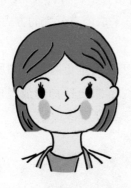

怀孕之后，有一些准妈妈的早孕反应比较强烈，不但会出现头晕乏力、困倦嗜睡，还会伴有剧烈的恶心呕吐、头晕厌食等症状，甚至会出现食入即吐、胸胁胀痛、烦躁抑郁、口吐苦水等现象，更有甚者滴水不进，导致形体逐渐消瘦，给自身和胎儿带来严重威胁。

由于孕妇的体质特殊，所以治疗妊娠呕吐也最好采用比较柔和的方法进行，这样效果更佳。

1. 饮食疗法

● **山药炒肉片**：取新鲜山药 100 克，去皮洗净，切成薄片；瘦猪肉 50 克，切丝；生姜 5 克，洗净、切丝；植物油、食盐、鸡精各适量。将适量植物油放入锅内，待油热后放入山药片和猪肉丝，炒至熟透，加姜丝、食盐、鸡精翻炒至入味即可。

● **麦冬粥**：取麦冬汁 50 克，鲜生地黄汁 50 克，大米 80 克，薏苡仁 15 克，生姜 10 克。将麦冬汁和鲜生地黄汁倒入容器，调和均匀。大米和薏苡仁淘洗干净后放入砂锅，加生姜，武火煮沸，转文火煮至粥熟，然后将调和好的麦冬汁和鲜生地黄汁倒入锅中，搅拌均匀，稍煮片刻，出锅即可。生姜、麦冬、鲜生地黄都能止呕，尤其适宜妊娠呕吐严重的准妈妈们

作为日常调理的食品食用。

——————————

● **姜汁牛奶饮**：取生姜汁 10 克，鲜牛奶 200 克，白糖 20 克，一同放入容器中搅拌均匀，倒入锅中煮沸，待晾至温热后即可饮用。以每天 2 次为佳。本品益胃止呕，适宜妊娠呕吐的女性长期饮用。

2. 按摩疗法

中医按摩治疗妊娠呕吐，以和胃健脾、化痰降逆、疏肝解郁为主。

● **按揉中脘穴**：中脘位于上腹前正中线脐上 4 寸处，是任脉上的穴位，属胃经，是中医治疗消化系统疾病的重要穴位之一。按摩时可采用自然的仰卧位，全身放松，用中指的指腹按揉中脘穴，以感觉酸胀为佳，每次按摩时间以 2 分钟为宜。按摩中脘穴具有治疗食欲不振、呕吐、吞酸以及腹胀的功效。

——————————

● **按揉梁门穴**：梁门位于中脘穴旁开 2 寸处，是胃经的重要穴位。按摩时采取仰卧位，全身放松，用中指指腹按揉梁门穴，以感觉酸胀为佳，每次按摩时间以 2 分钟为宜。按揉梁门穴能缓解由于胃部不适而引发的呕吐、腹胀等。

除了以上方法外，妊娠呕吐还要注意保持精神放松，避免过度紧张，以积极的心态看待怀孕；养成合理的饮食习惯，遵循"少食多餐"的原则，以清淡和易消化的食物为主，注意加强营养，少吃辛辣、生冷和油腻的食物；早上起床后马上喝一点凉开水或牛奶，多吃蔬菜、海产品、水果等，以防止呕吐。并根据个人差异，孕妇在呕吐时吃少量面包或喝少量粥，或吃些味酸的食物，让胃舒服一些。此外孕妇还应适当运动，增强身体的抵抗力，不要闲着不动，过度保护自己反而会加重不适感，适度地做些家务分散注意力，更有助于缓解早孕反应。

妊娠腹痛和腰痛，仅仅是胎动不安导致的吗

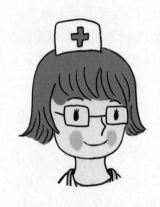

除了妊娠呕吐，腰痛和腹痛也是常常困扰准妈妈们的症状，究其原因，可能是胎动所致。但是千万不要大意，因为妊娠腹痛和妊娠腰痛也有可能是先兆流产的征兆。另外，子宫、卵巢等生殖器官器质性病变，甚至孕妇的情绪障碍，也可能引起妊娠腹痛。

中医认为，妊娠腰痛分为肾虚型、风寒型和瘀阻型 3 种。除了腰痛这一主要症状，各型的伴随症状也各有不同，临床上要注意鉴别。如肾虚型妊娠腰痛主要表现为俯仰不利，腰痛如折，常伴有头晕耳鸣、面色晦暗；风寒型妊娠腰痛主要表现为腰部屈伸和转动不利，遇热后疼痛症状减轻；瘀阻型妊娠腰痛则以局部针扎样的刺痛为特点。

如果是胎动引起的妊娠腹痛，则比较短暂，稍纵即逝；如果是器质性病变引起的妊娠腹痛，腹痛时间较长，疼痛更为剧烈。中医将妊娠腹痛分为阳虚寒凝型、血虚型、气郁型 3 种。阳虚寒凝型妊娠腹痛主要表现为小腹冷痛，遇热减轻，并伴有四肢寒凉；血虚型妊娠腹痛主要表现为小腹绵绵作痛，并伴有头晕；气郁型妊娠腹痛主要表现为脘腹胀满，伴有食欲不振，烦躁易怒等。

由于孕妈妈情况特殊，所以一旦出现妊娠腰痛、腹痛要及时检查，并采取行之有效的柔和方法进行治疗。

1. 饮食疗法

● 饮食疗法缓解妊娠腰痛

① 桂枝炖羊肉汤：取羊肉 250 克，桂枝 15 克，川芎 15 克，熟附片 15 克，生姜 3 片，大枣 6 枚，食盐适量。将羊肉洗净、切块，放入沸水中焯一下，再将桂枝、川芎、熟附片、大枣和生姜用清水冲洗，与羊肉块同时放入锅中，加 4 小碗清水，武火煮沸，转文火煮 3 小时左右，加入适量食盐调味即可。本品具有活血舒筋、祛风散寒的功效，适用于风寒型妊娠腰痛的女性食用。

② 菟丝子猪尾汤：取猪尾 1 条，菟丝子 50 克，防风 15 克，金狗脊 20 克，生姜 3 片，大枣 4 枚，北黄芪 15 克，食盐适量。将猪尾切块，放入热水中焯一下，与洗净的菟丝子、防风、金狗脊、生姜、大枣、北黄芪共同放入砂锅中，加 8 小碗清水，武火煮沸，转文火煮 3 小时左右，加入适量食盐调味即可。本品有散邪止痛、滋补肝肾的功效，尤其适合肾虚型妊娠腰痛的女性食用。

③ 桑寄生茶蛋：取鸡蛋 2 个，桑寄生 25 克，当归 15 克，木瓜 15 克，大枣 10 枚。将鸡蛋煮熟，剥壳备用。桑寄生、当归、木瓜、大枣洗净，一同放入锅中，加 6 小碗清水，武火煮沸，再加入煮熟的鸡蛋，改用文火煨 40 分钟左右，捞出鸡蛋即可。本品有滋补肝肾、活血止痛的功效，适用于瘀阻型妊娠腰痛的女性。

● 饮食疗法缓解妊娠腹痛

① 梅花当归粥：取大米 50 克，梅花 5 克，当归 5 克。用清水洗净梅花和当归，放入砂锅内，加入适量清水，文火煨 30 分钟，取汁备用，将大米洗净放入锅中，加适量清水，先用武火煮沸，再用文火煨煮，待粥将熟时，把备好的药汁倒入粥内，搅拌均匀后煮至粥熟烂即可。本品疏肝理气，尤其适用于气郁型妊娠腹痛的女性食用。

② 胶艾四物粥：取大米 100 克，当归 9 克，阿胶（烊化）5 克，川芎 9 克，甘草 9 克，熟地黄 9 克。除阿胶外，将其他药材洗净入锅，加入适量清水，文火煨煮，去渣取汁备用，再将大米淘洗干净入锅，加入适量

清水，煮至将熟时倒入备好的药汁和阿胶，搅拌均匀，煮至熟烂即可食用。本品具有养血止痛、温阳散寒的功效，尤其适合阳虚寒凝型妊娠腹痛的女性食用。

2. 按摩疗法

● 按摩疗法缓解妊娠腰痛

① 按摩太冲穴：太冲位于足背部，第1、2趾骨之间后方的凹陷处。按揉时采取坐位或仰卧位，全身放松，用拇指指腹按摩太冲穴，以感觉酸胀为佳，时间以1分钟左右为宜。

② 按揉承山穴：承山位于小腿后面正中，腓肠肌肌腹下部的凹陷处。按揉时采取坐位，按揉承山穴力度不宜过大，时间以1分钟左右为宜。承山穴是足太阳膀胱经上的重要穴位，按揉承山穴有缓解腰腿疼痛的功效。

● 按摩疗法缓解妊娠腹痛

① 按揉梁丘穴：梁丘位于大腿前面，膝盖骨外侧缘上方2寸处，是足阳明胃经的重要穴位之一。准妈妈在按摩时可以选取坐位，用拇指轻揉梁丘穴，力度不宜过大。

② 按揉足三里穴：足三里位于小腿外侧，膝盖骨外下方3寸，胫骨前脊外1横指处。按揉时取坐位，用拇指指腹按揉。按揉足三里不仅能够治疗腹痛、呕吐、腹胀，还能够治疗虚劳羸瘦，是强壮保健的重要穴位之一。

除此之外，妊娠腰痛和妊娠腹痛的孕妈妈还要做好日常保健，如尽量多休息，保证每天晚上8～9个小时的睡眠，中午也尽量午休1个小时；不要穿高跟鞋，因为鞋底增高会增加腰部负担，加剧妊娠腰痛；不要睡过软的床；注意保暖，避免着凉；适当进行一些舒缓的运动，如散步等，可以提高腰部肌肉以及韧带的韧性；睡觉、走路都保持良好的姿势，以提高肌肉的承受能力；放松心情，避免过于紧张；如果腹痛并伴有阴道流血，及时就医等。

妊娠期心情不好会
影响胎儿，妊娠心烦怎样治疗

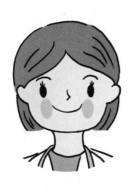

孕妇在妊娠期间出现烦闷不安，郁郁不乐或烦躁易怒等现象，称为"妊娠心烦"，亦称"子烦"。《经效产宝》有"妊娠常苦烦闷，此是子烦"的记载。妊娠心烦常伴血压升高，有时会伴有轻度浮肿，且容易出现抑郁、烦躁等症状，对胎儿的发育不利。

中医认为，妊娠心烦的主要机理是火热乘心。火热又分为阴虚火旺、痰火内蕴、肝经郁火3种。阴虚火旺是由于素体阴虚，孕后血聚养胎，肝藏血不足而失于濡养，心火偏亢，热扰心胸而致心烦。痰火内蕴是由于身体素有痰饮停滞，孕后阳气偏盛，阳盛则热，痰热相搏，上扰心胸而致心烦。肝经郁火是由于素性抑郁，孕后胎体渐大，影响气机升降，气滞更甚，郁而化热，热扰心神而致心烦。

中医治疗妊娠心烦，以清热除烦为根本大法。阴虚者宜养阴清热，痰热者宜涤痰清热，肝热者宜疏肝清热。凡助火生火、伤阴耗液之品皆当忌用。妊娠心烦虽属有热，但不宜苦寒直折其火，应酌情选用清热除烦、宁心安神之品，且用药谨遵医嘱。

1. 方剂疗法

● 阴虚火旺型妊娠心烦：临床表现为妊娠心中烦闷，坐卧不宁，午后潮热，手足心热，口干咽燥，渴不多饮，小便短黄，舌红，苔少或苔薄黄而干，脉细数而滑。治疗法则为养阴清热除烦。方用人参麦冬散，常用药物为人参、茯苓、知母、生地黄、竹茹各10克，麦冬15克，黄芩、炙甘草各5克。

● **痰火内蕴型妊娠心烦**：临床表现为妊娠烦闷不安，甚则心悸胆怯，头晕目眩，胸脘满闷，恶心呕吐痰涎，苔黄而腻，脉滑数。治疗法则为清热涤痰除烦。方用竹沥汤，常用药物为竹沥、黄芩、茯苓各10克，麦冬15克。

● **肝经郁火型妊娠心烦**：临床表现为妊娠烦闷不安，或烦躁易怒，头晕目眩，口苦咽干，两胁胀痛，常欲太息，舌红，苔薄黄，脉弦数而滑。治疗法则为舒肝清热除烦。方用丹栀逍遥散去当归，加黄芩、竹茹，常用药物为白术、柴胡、茯苓、牡丹皮、芍药、竹茹各10克，当归15克，甘草、山栀、黄芩各5克。

此外，妊娠心烦也可以配合中成药加以治疗。如龙胆泻肝丸，适用于肝经郁火的女性，每日2次，每次4.5克；杞菊地黄丸，适用于阴虚肝旺的女性，每次4.5克；羚羊角粉，适用于头痛剧烈、血压较高，属于肝阳上亢型的女性，每日3次，每次0.3克。但孕妇在服用一切药物之前都要遵医嘱，不要随便服用。

2.饮食疗法

● **玉米须冰糖饮**：取玉米须150克洗净，放入锅中加水煎汤，去渣取汁，加入冰糖溶化即可，可代茶饮。本品有健脾祛湿、平肝潜阳的功效。

● **菊花粥**：取杭菊花15克去蒂，放入蒸笼里蒸，取出晒干后研成细末，备用；大米放入锅内，加适量清水煮至米熟，再加入菊花粉，用文火煮至烂熟，加少许精盐调味即可。本品有滋阴潜阳、平肝息风的功效。

● **芹菜瘦肉粥**：取芹菜、瘦猪肉、大米各100克，精盐、麻油、味精各适量。芹菜切段，猪肉切丝，锅内放入大米、芹菜和适量清水，煮熟后加入瘦肉、精盐、麻油、味精，煮至肉熟即可。本品具有平肝滋阴的功效。

● **陈皮冬瓜汤**：取陈皮10克，冬瓜（带皮）250克。将陈皮、冬瓜洗净，同时放入锅内煮熟，不加盐。本品具有行气利水的功效。

除此之外，妊娠心烦的女性还要做好日常预防和调护。如保持舒畅的心情，少思虑，要乐观，保持安静，家人也应该密切注意孕妇的心态变化，随时做好安抚工作；保证充足的睡眠；妊娠期的食物不宜太咸，饮食要清淡、新鲜、易消化，忌食油腻刺激品，补充维生素及钙等；血热者宜清热，忌食升阳动火之品，多吃河鱼、竹叶、白菜、莲心等；阴虚肺燥者宜滋阴润肺，多吃百合、白木耳、蜂蜜、生梨、香蕉等；痰滞者宜化痰，多吃海蜇、荸荠、广柑、萝卜等；气郁者宜理气解郁，多吃乌梅、郁金、绿萼梅、丝瓜等。

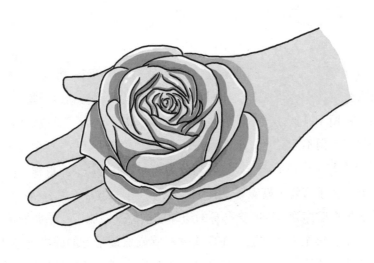

异位妊娠很可怕，怎样提早发现并及时治疗

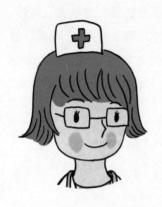

大多数生过宝宝或者想要生宝宝的女性朋友应该都听说过"宫外孕"这个词，一听到宫外孕，我们首先想到的就是"危险"、"可怕"，但是到底什么是宫外孕，它会给女性朋友带来什么危害，又有什么方式可以提早发现并治疗呢？下面就为大家一一解答这些问题。

1. 什么是宫外孕，它最"青睐"哪些女性

在正常情况下，受精卵会由输卵管迁移到子宫腔，然后"安家落户"，慢慢发育成胎儿。但是，由于种种原因，受精卵没有到达子宫，而是在别的地方停留下来，这就成了宫外孕，医学术语称之为"异位妊娠"。这样的受精卵不但不能发育成正常胎儿，反而会像定时炸弹一样引发危险。

根据着床位置不同，异位妊娠分为输卵管妊娠、卵巢妊娠、腹腔妊娠、宫颈妊娠及子宫残角妊娠等，其中以输卵管妊娠最常见，有90%以上的宫外孕发生在输卵管。输卵管自身的组织结构特征限制了受精卵的生长发育，使其无法生长至足月妊娠。而造成输卵管妊娠最常见的因素是输卵管炎，由于炎症造成输卵管粘连、扭曲或管腔狭窄，或内膜纤毛缺损，使输卵管的蠕动减弱，受精的卵子不能被正常输送到子宫内，而在输卵管着床。当受精卵在输卵管"安营扎寨"后就开始发育，很薄的输卵管壁被绒毛侵蚀，随着胚胎的发育而使之膨胀，继而发生破裂。输卵管破裂会造成大量出血，

严重时可引起休克，如抢救不及时，甚至可危及生命。输卵管妊娠在没有破裂或未流产时，由于没有特殊表现，往往被忽略。而当出现剧烈腹痛时往往是输卵管妊娠已经破裂，发生腹腔内出血。所以早期诊断宫外孕是非常重要的。

那么，异位妊娠最"青睐"哪些女性呢？

● **输卵管曾经有过炎症的女性**：有炎症的输卵管的管腔狭窄、粘连，通而不畅，最容易使胚胎停留在这里。

● **曾经做过输卵管手术者**：由于做过输卵管绝育术后，再做输卵管再通术或输卵管修补术等，使输卵管存留了瘢痕，影响蠕动，从而妨碍了受精卵的输送。

● **子宫内放置节育环的女性**：若避孕失败，可导致受精卵在输卵管内停留发育。

● **输卵管发育异常和功能异常的女性**：属先天不足。

● **多次做人工流产手术的女性**：由于子宫内膜遭到破坏，受精卵只好去其他地方"安营扎寨"。

● **长期吸烟饮酒的女性**：研究发现，吸烟的女性发生宫外孕的危险性比不吸烟的女性增加了 4 倍，而饮酒也可使宫外孕发生率增高。

2. 异位妊娠有哪些表现

● **停经**：输卵管妊娠一般停经 6 ~ 8 周，当月经延迟几日即出现阴道不规则流血时，常被误认为月经来潮。临床上，约有 20% ~ 30% 的患者无明显停经史，应详细询问病史，若有腹痛与阴道不规则流血的生育期女性，即使无停经史，也不能完全排除输卵管妊娠。

● **阴道流血**：常表现为短暂停经后出现不规则流血，量少，点滴状，经色呈暗红或深褐色。部分患者阴道流血量较多，似月经量，约5%的患者表现为大量阴道流血。阴道流血表明胚胎受损或已死亡，当病变去除后，阴道流血才停止。

● **腹痛**：95%以上的输卵管妊娠女性的主要临床表现就是腹痛。输卵管妊娠未破裂时，增大的胚胎膨胀输卵管，导致输卵管痉挛及逆蠕动，使患侧下腹出现隐痛或胀痛。输卵管妊娠破裂时，会突然感觉患侧下腹部撕裂样剧痛，疼痛为持续性或阵发性。当血液积聚在直肠子宫陷凹时，会出现肛门坠胀感；出血多时可流向全腹而引起全腹疼痛及恶心呕吐；当血液刺激横膈时，会出现肩胛部放射痛。腹痛可出现于阴道流血前或后，也可与阴道流血同时发生。

● **晕厥和休克**：部分患者由于腹腔内急性出血及剧烈腹痛，入院时即处于休克状态，表现为面色苍白、四肢厥冷、脉搏快而细弱、血压下降等。休克程度取决于内出血速度及出血量。

3. 怎样才能提早发现异位妊娠

既然异位妊娠如此可怕，给女性带来这么大的危害，早期发现就尤其重要，以下几点有助于早期发现宫外孕。

● 异位妊娠的女性多有停经史，有时停经后可出现少量不规则阴道流血。宫外孕的破裂或流产多见于妊娠40天左右，出现下腹部剧烈疼痛。由于宫外孕破裂可引起急性大出血，导致患者的血压下降，出现晕厥或休克状态。

● 女性停经20余天时，若在血液中查到绒毛膜促性腺激素（HCG）升高，即提示怀孕，此时的尿HCG很可能是阴性。若血中绒毛膜促性腺激素升高，但医生作腹部彩超却发现宫腔内没有孕囊，也很有可能是宫外孕。此时再查阴道B超，仔细检查双侧输卵管，若有宫外孕，会出现输

卵管增粗，里面有一个很小的孕囊。

4. 中医怎样认识异位妊娠

中医认为，异位妊娠与少腹宿有瘀滞，胞脉不畅通，或者先天肾气不足等有关。中医将异位妊娠分为未破损期和已破损期，并将已破损期分为休克型、不稳定型和包块型 3 种。

● **异位妊娠未破损期**：表现为停经后可有早孕反应，或下腹部一侧有隐痛，双合诊可以触及一侧附件有柔软包块，并有压痛，尿妊娠实验阳性，脉弦滑。治以活血化瘀、消癥杀胚。方用丹参、赤芍各 15 克，桃仁 9 克，三棱、莪术各 10 克。

● **异位妊娠已破损期**

① 休克型：表现为突发下腹剧痛，面色苍白，四肢厥逆，或冷汗淋漓，恶心呕吐，血压下降，烦躁不安，脉微欲绝或细数无力。治以益气固脱、活血祛瘀。方用人参 15 克，丹参 12 克，赤芍 10 克，麦冬 8 克，五味子 6 克，桃仁 5 克。

② 不稳定型：表现为腹痛拒按，腹部有压痛和反跳痛，但逐渐减轻，可以触及界限不明的包块，兼少量的阴道出血，血压平稳，脉细缓。治以活血祛瘀。方用丹参 12 克，赤芍 10 克，桃仁 5 克。

③ 包块型：表现为腹腔血肿包块形成，腹痛逐渐减轻，可有下腹坠胀或便感，阴道出血逐渐停止，脉细涩。治以破瘀消癥。方用丹参、赤芍各 15 克，桃仁 9 克，三棱、莪术各 5 克。 此外，还可配合中成药辅助治疗异位妊娠，如可以服用十全大补丸，每日 2 次，每次 3 克，适用于异位妊娠抢救血止后气血两虚的女性。也可以使用外治法配合治疗，如取黄柏、侧柏叶、大黄、薄荷、泽兰各 100 克，外敷下腹，每天 1 次。

5. 异位妊娠如何进行日常调护

● **选择合适的时间怀孕以及正确避孕**：最好选择夫妻双方心情和身体状况都好的时机怀孕。如果暂时不考虑做母亲，就要做好避孕，良好的避孕从根本上杜绝了宫外孕的发生。

● **积极治疗生殖系统疾病**：炎症是造成输卵管狭窄的罪魁祸首，人工流产等宫腔操作更是增加了炎症和子宫内膜进入输卵管的几率，进而导致输卵管粘连、狭窄，增加了宫外孕的可能性。子宫肌瘤、子宫内膜异位症等生殖系统疾病也都可能改变输卵管的形态和功能。因此及时治疗这些疾病都可以减少宫外孕的发生。

● **尝试体外受孕**：科学方法为女性成为母亲提供了帮助，选择体外受孕，使精子和卵子在体外顺利结合，受精卵可以被送回到母体的子宫安全孕育。

● **注意经期、产期和产褥期的卫生**：经期、产期和产褥期应防止生殖系统的感染，如果已经发生感染，应该及时去医院治疗，同时立即做剖腹探查手术。

● **生活作息良好，不抽烟、不喝酒**：尼古丁和酒精对孕妇及胎儿都有不良的影响。

● **饮食尽量清淡**：食用具有活血、通利、下胎作用的药物和食物，如用凌霄花煎水服用。

调整饮食加适度按摩，
准妈妈一样能保持窈窕身材

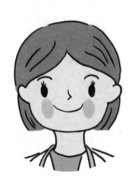

妊娠后期，随着宝宝的不断长大，子宫会增大，压迫准妈妈的下腔静脉，导致下肢以及盆腔等流回到心脏的血液受阻，液体外渗，就会出现浮肿。

从中医的角度讲，妊娠水肿是指由于妊娠所引起的水液代谢失常，水湿停滞于体内，并泛溢肌肤的一种特有疾病。脏腑功能失调，妊娠中后期气机升降失常，三焦水道不畅，均可能导致妊娠水肿。

中医将妊娠水肿分为脾气虚弱型和肾阳虚弱型2种。

脾气虚弱型妊娠水肿，表现为一身尽肿，并伴有胸口憋闷气短，食欲不振，口淡无味，大便稀溏等；肾阳虚弱型妊娠水肿，表现为腰以下肿甚，且伴有腰膝无力，四肢寒冷。

中医认为，调治妊娠水肿应该以利水祛湿为主，兼以健脾理气，并加安胎之品，以达到治病与安胎并举的功效。考虑到妊娠期这一女性特殊的生理情况，故治疗妊娠水肿以食疗配合按摩治疗为主。

1.饮食疗法

● **参苓白术葫芦饮：**取党参10克，茯苓15克，白术10克，葫芦20克，分别洗净后放入锅中，加适量水，煎煮2次，每次30分钟，合并滤液，上、下午分服。此方健脾利水，适用于脾胃虚弱型妊娠水肿。

● **赤豆鲤鱼粥**：取鲫鱼500克，去鳞、腮和内脏，洗净备用；赤豆50克，清水浸泡4小时，洗净；粳米100克，葱花、姜末、胡椒粉、精盐、味精、黄酒各适量。先将鲫鱼放入锅中，加葱花、姜末、胡椒粉、精盐、味精、黄酒，用武火煮至鱼肉烂熟后，捞出去刺。然后放入粳米、赤豆，加适量水继续熬煮成粥，早、晚分食。此方健脾利水，适用于脾气虚弱型妊娠水肿。

● **山药黑豆薏苡仁粥**：取山药100克洗净、去皮、切片，黑豆50克、薏苡仁60克分别洗净，白糖适量。将山药、黑豆、薏苡仁同入锅中，加适量水，武火煮沸，再改文火熬煮成粥，加入白糖，搅拌均匀，分早、晚食用。此方有补肾健脾、利水消肿的功效，适用于肾阳虚弱型妊娠水肿，对于兼见脾气虚弱的女性尤为适宜。

● **补骨脂冬瓜鲤鱼头汤**：取补骨脂15克，菟丝子15克，生姜片10克，鲤鱼头1个，冬瓜250克。将冬瓜洗净，冬瓜皮切碎，冬瓜肉切块。补骨脂、菟丝子、生姜片分别洗净后，与切碎的冬瓜皮共同放入纱布中，做成药袋，扎紧备用。将鲤鱼头去鳃、洗净，放入沸水中焯一下，再放入砂锅，加足量水，加入药袋，文火煮沸，滤尽药汁，再加入冬瓜块，继续用文火煨煮，直至鲤鱼头、冬瓜烂熟，加盐调味，佐餐食用，当日服完。此方有温肾助阳、化气利水的功效，适用于肾阳虚弱型妊娠水肿。

● **炖老鸭芡实汤**：取老鸭1只，掏空内脏、洗净，填塞淘洗干净的芡实后放入砂锅内，加适量水，武火煮沸，转文火炖2小时左右，加盐调味即可。此方善消水肿。

● **煮二仁粥**：取郁李仁50克洗净，放入锅中，加适量水煎汤，去渣取汁，再加入60克洗净的薏苡仁熬煮成粥，早、晚分食即可。此方对于消除水肿颇有疗效。

2. 按摩疗法

妊娠水肿的按摩保健，以利水消肿、排毒解毒为原则。

● **按压阴陵泉穴**：阴陵泉位于小腿内侧，胫骨内侧下缘与胫骨内侧缘之间的凹陷处，具有利水消肿的功效。按摩时取坐位，用拇指的指端按压阴陵泉穴，以自己感觉舒适为度。

● **按压复溜穴**：复溜位于小腿内侧，内踝尖与跟腱后缘之间向上约3指处。按摩时采取垂足坐位，用拇指指端按压复溜穴，以自己感觉舒适为度。复溜穴是足少阴肾经的重要穴位，按压此穴具有益肾补阴、温阳利水的功效。

除了用以上方法消除妊娠水肿外，准妈妈还可以在日常生活中多加注意，让自己更健康。如注意多休息，不要长时间保持站位或坐位，卧床休息时尽量将双下肢抬高，以促进静脉回流，缓解水肿；注意合理膳食，以低盐、高纤维素、高蛋白的饮食为主；切忌不可擅自用利尿药等药物，如果出现不适要及时去医院就诊等。

奶水不足饿坏宝宝，哪些方法可以治疗产后缺乳

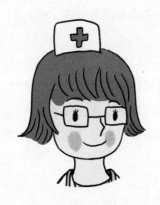

现在，已经有越来越多的女性知道了母乳哺乳的重要性和优越性，大部分的新妈妈很乐意为自己的宝宝哺乳，但是总有一些女性因为各种各样的原因出现产后乳汁不足的情况。

发生产后缺乳现象的主要原因，有乳房发育不良等先天因素，也有缺乏吸吮刺激等后天因素。因此，即使产妇没有乳汁分泌，也要让宝宝吸吮乳头，以刺激乳腺分泌。

中医认为，新产妇的健康状态、精神状态、营养状态以及劳累程度都有可能影响产后乳汁的分泌。所以，新妈妈们要想让宝宝能够喝到充足的奶水，首先要保证自己有充足的睡眠，丰富而均衡的营养，以及愉悦的精神状态。在此基础上，中医主要以痰湿壅阻型、气血虚弱型和肝郁气滞型3种常见类型进行辨证治疗。

● **痰湿壅阻型产后缺乳**：主要表现为胸闷不舒，乳房胀痛，厌油、倦怠，食欲不振，头晕头痛，乳汁不通。治以健脾化痰。方用漏芦散加味，取制半夏、陈皮、茯苓、瓜蒌、当归、厚朴各15克，漏芦10克，王不留行、桔梗各12克，穿山甲8克，薏苡仁30克，水煎服，每日1次。

● **气血虚弱型产后缺乳**：主要表现为没有乳汁或只有少量乳汁，乳房无胀痛，乳汁清稀并伴有头晕目眩、面色无华、食欲不振。治以补益气血，通经增乳。常用药物为人参、黄芪、当归、麦冬、木通、桔梗、川芎、白芍、

生地黄、天花粉、王不留行等。

● **肝郁气滞型产后缺乳**：主要表现为乳汁涩少或者全无，乳汁浓稠，乳房胀硬或疼痛，胸胁胃脘胀闷不舒，情志抑郁，或有微热，舌质正常，苔薄黄，脉弦或弦数。

1. 饮食疗法

● **鲫鱼通草粥**：取鲫鱼 1 条，通草 10 克，粳米 100 克。将鲫鱼刮去鳞片，去掉鳃和内脏，洗净，切成小块，备用；将通草洗净，剪成小段；粳米淘洗干净。在锅中加入适量水，武火煮沸，放入鲫鱼块、通草段，煮成浓汤，去渣，再加入粳米同煮成粥，放入调料调味，早、晚分食。此粥有补益气血、通经增乳的功效，适用于气血虚弱型的产后缺乳。

● **金针菜猪肉饼**：取金针菜 50 克，瘦猪肉 200 克，酱油、精盐、干淀粉、味精各适量。将金针菜、瘦猪肉洗净、剁泥，加适量酱油、精盐、干淀粉、味精，调匀后做成小圆饼，蒸熟即可。本品有补益气血、痛经下乳的功效，适用于气血虚弱型的产后缺乳。

● **茭白猪蹄汤**：取茭白 200 克，猪蹄 1 只，葱段、姜片各适量。茭白洗净、切片。猪蹄去毛、洗净，放入沸水中焯透，捞出，用凉水冲洗干净，再与茭白片、葱段、姜片一同放入锅中，加入适量清水，用武火烧沸后转文火炖约 2 小时，至猪蹄熟烂，去葱段、姜片，加精盐调味即可。此汤补益气血、清肺下乳，适用于气血虚弱型产后缺乳，对兼有肺热者尤为适宜。

● **橘皮橘络汁**：取橘皮 10 克，橘络 5 克，丝瓜络 15 克，木通 3 克，白糖 20 克。将橘皮、橘络、丝瓜络、木通一同放入锅中，加适量水，煎煮 20 分钟，去渣取汁，调入白糖，上、下午分服。本品有疏肝解郁、理气下乳的功效，适用于肝郁气滞型产后缺乳。

● **木瓜通草粥**：取木瓜 10 克，通草 6 克，粳米 50 克。将木瓜、通草洗净，放入锅中，加适量水，煎煮 30 分钟，去渣取汁，再加入淘洗干净的粳米，武火煮沸，改文火煨煮成粥即可，早、晚分食。此粥有理气通经下乳的功效，适用于肝郁气滞型产后缺乳。

● **荷叶小米粥**：取干荷叶 20 克或鲜荷叶 50 克，小米 60 克。将荷叶洗净后装入纱布中，扎紧，与淘洗干净的小米同放入锅中，加适量水，武火煮沸，改用文火煮成稠粥，取出药袋即可食用，早、晚分食。此粥有理气清暑、开胃催乳的功效，适用于肝郁气滞型产后缺乳，尤其适宜夏季食用。

2.按摩疗法

产后缺乳的按摩保健手法以疏肝解郁、补养气血、通络下乳为治疗原则。

● **按揉中脘穴**：中脘位于上腹部，前正中线脐上 4 寸处。按摩时取仰卧位，全身放松，用中指的指腹按揉中脘穴 2 分钟，以感觉酸胀为佳。

● **掌摩乳房**：将双手搓热，掌心对准乳头，用手掌以环形对乳房进行揉摸，以促进乳房的血液循环。

除了用以上方法调理产后缺乳之外，产妇还可以通过日常护理，以促进母体尽快产乳。如新妈妈要注意保持舒畅的心情，避免过度的精神刺激；多食用水果、蔬菜等水含量较丰富的食物，多食用具有催乳功效的食物，如母鸡、鸡蛋、猪蹄、金针菜、豆芽、赤豆、芝麻、冬瓜、豆腐、牛奶、骨头汤等，还有黄芪、党参、当归、通草、王不留行等益气通经下乳的药食兼用之品，忌食生冷、辛辣刺激性食物；尽早哺乳，提倡母婴同室，通过宝宝的吸吮，刺激乳汁的分泌；保持乳房的卫生，尤其是乳头卫生，以免出现乳管阻塞或滋生细菌，引发感染。

产前便秘、产后便秘的
治疗方法一样吗

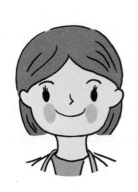

随着生活水平的提高，准妈妈和新妈妈的饮食都更加的精细，殊不知孕产妇经常摄入高脂肪、低纤维的食物，反而会增加一些不必要的困扰。便秘就是常常困扰准妈妈和新妈妈的问题之一。

孕产妇便秘分为产前便秘和产后便秘，虽然都是便秘，但是机理并不相同。

产前便秘又叫作妊娠便秘，一般认为导致其发生的原因在于怀孕后孕激素分泌逐渐增多，使消化器官功能减弱，加之子宫的不断增大，对肠道产生压迫，使其血液循环变慢而出现便秘。此外，缺乏运动和不良的饮食习惯也是妊娠便秘的重要原因。

产后便秘，中医称之为"产后大便难"，可因血虚津亏或阴虚火燥导致肠道失于濡养而致大便干燥难解，也可由于气虚导致大肠失于传送而不能解便。

如果便秘不及时消除，会给准妈妈和胎儿带来严重的安全隐患，轻者出现腹部胀痛，重者则会引发早产、难产以及孕妇肠梗阻。由于准妈妈的饮食、生活需格外注意，所以治疗方法也最好以食疗、按摩等柔和的方法为主。

1. 饮食疗法

● **酥蜜粥：**取酥油 30 克，蜂蜜 15 克，粳米 60 克。将粳米淘洗干净，放入砂锅中，加入适量清水，武火煮沸，再加入备好的酥油和蜂蜜，搅拌均匀，煮至熟烂即可。本品有润脏腑、益虚劳的功效，尤其适用于阴虚劳损引起的妊娠便秘。

● **芝麻粥**：取粳米250克，黑芝麻10克，蜂蜜适量。将粳米用清水淘洗干净，放入砂锅中，加适量清水煮至将熟，再放入备好的蜂蜜和炒熟的黑芝麻，搅拌均匀，煮至粥熟即可。本品适用于伴有头晕耳鸣的妊娠便秘的女性长期食用。

2. 按摩疗法

用按摩保健的手法治疗妊娠便秘，主要以活血通络、增强胃肠蠕动为原则。

● **按压支沟穴**：支沟位于前臂背侧，腕背横纹上3寸，尺骨与桡骨之间。准妈妈可以采取坐位或仰卧位，用拇指指腹按揉支沟穴，早、晚按压，每次5分钟，有缓解便秘的功效。

● **按揉大肠俞穴**：大肠俞位于腰部，在第4腰椎棘突下，后正中线旁开1.5寸。准妈妈可以采取站立位，用拇指指腹按揉大肠俞，以感觉到舒适为宜。

总之，中医调治妊娠便秘，主要以润肠通便为主，产妇平时还要注意养成良好的生活习惯。如养成饭前先喝汤的习惯，最好是清稀的汤；于早晨起床后、中午吃饭前、晚上睡觉前，喝1杯淡盐水；养成早睡早起的好习惯，手阳明大肠经主早晨5～7点这一时段，有利于排泄。

对于新生产完的妈妈而言，身体主要存在气虚和血虚两大问题，还有些素体阴虚的女性，由于生产完阴液亏虚，阴虚火旺，内灼津液，肠道失于濡润，也会导致大便艰涩难下，所以治疗以养血益气、滋阴润燥为主。

1. 方剂疗法

● **血虚津亏型产后便秘**：主要表现为大便干燥，或数日不解，腹部无胀痛，常伴有面色萎黄，皮肤不润，心悸失眠，舌质淡，苔薄白，脉细。治以养血滋润、润肠通便。方用五仁丸、益血润肠丸，常用药物有熟地黄、当归、玄参、麦冬、阿胶、肉苁蓉、杏仁、火麻仁、郁李仁、柏子仁、黑芝麻、核桃、苏子、橘红等。

● **气虚失运型产后便秘**：主要表现为产后多日大便不解，时有便意，大便无力，便质不坚，汗出气短，便后倦怠感尤甚，舌质淡，脉虚缓。治以益气导便，佐以养血润燥。方用黄芪汤，常用药物有黄芪、人参、当归、芍药、肉苁蓉、白术、火麻仁、陈皮、白蜜等。

● **阴虚火旺型产后便秘**：主要表现为产后大便数日不下，大便干结，伴有咽干，五心烦热，脘中痞满，腹部胀痛，小便黄赤，舌质红，苔薄黄，脉细数。治以滋阴清热、润肠通便。方用润肠汤合小承气汤，两地汤合麻仁丸，常用药物有生地黄、当归、麻仁、桃仁、杏仁、厚朴、枳壳、大黄等。

2. 饮食调理

● **多吃含纤维丰富的食物**：如糙米、麦片、玉米、山芋等。

● **多吃各种蔬菜**：如豆芽、韭菜、油菜、茼蒿、芹菜、荠菜、蘑菇等。

● **多吃各种水果**：如草莓、梨、无花果、甜瓜等。

● **多吃含有丰富脂肪酸的食物**：各种坚果和植物种子所含脂肪酸较多，如杏仁、核桃、腰果仁、各种瓜子仁、芝麻等。

● **多吃促进肠道蠕动的食物**：如香蕉、蜂蜜、果酱、麦芽糖等。

● **多吃富含维生素的食物**：如动物肝脏、蛋黄、大豆、豆芽、紫菜、核桃、花生等。

● **多吃含有机酸的食物**：如鲜牛奶、酸奶、苹果、柑橘等。

刚当上妈妈就开始
大把掉头发，怎么"破"

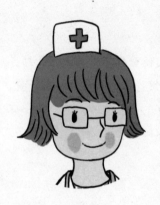

刚刚做妈妈的女性，陪伴着自己宝宝的每一天都是充实而快乐的，但总有些小问题破坏这份美好。有些新妈妈会发现自己在生完孩子以后变得"丑"了，尤其是大量掉头发，让新妈妈禁不住隐隐地担忧，是不是以后都会这样呢？

其实新妈妈们大可不必担心，产后脱发只是一种暂时的生理现象，只要平时注意调护，依然可以恢复产前的美丽窈窕。

1. 产后脱发是怎么一回事

产后脱发只是一种短暂的生理现象，脱发以后会长出新发，而且一般也不会造成弥漫性脱发，这多与分娩后机体内分泌水平的失调有关，待机体内分泌水平恢复，一般半年左右，脱发现象就会停止了。

中医认为，肝藏血，发为血之余，血气充盛则肾气强，肾主骨生髓，其荣在发，骨髓充满则毛发乌黑而有光泽。刚生产完的新妈妈，气血俱虚，肝肾不足，血气虚则肾气弱，不能上行濡养毛发，以致头发枯黄而无光泽，容易脱落。此外，心情抑郁、劳伤心脾等也会影响气血运行，有些女性产后心情抑郁，从而导致气滞血瘀，毛发失去营养而脱落。

2.食疗小方，调治产后脱发不吃药

由于产妇需要给宝宝哺乳，所以治疗产后疾病应主要以食疗为主，下面介绍几个调治产后脱发的食疗妙方，供新妈妈们参考。

● **首乌桂圆汤**：取首乌 50 克，龙眼肉 30 克，天麻 5 克，猪脊骨 500 克。将首乌、天麻洗净，与龙眼肉、猪脊骨共同放入砂锅中，武火煲开后，改用文火煲 2 小时即可，饮汤食肉，1 周 3 次。本品中，首乌有补肾益精、生发乌发的功效，对气血不足的脱发颇为适用；龙眼肉可健脾养心、补益气血，具有良好的滋养补益作用；猪脊骨味甘、性微温，入肾经，有滋补肾阴、填精补髓的功效。

● **枸杞人参汤**：取龙眼肉 20 克、枸杞 15 克洗净；人参 10 克，浸润后切薄片；瘦猪肉 150 克洗净、切块。将全部材料一同放入炖盅内，加适量水，文火隔水炖至肉熟，加盐调味即可，日服 1 次。本品有大补元气、养血生发的功效，对于产后气血亏虚引起脱发的女性尤为适用。

● **枸杞当归羊肉汤**：取枸杞、当归各 20 克，淘洗干净；羊肉 150 克洗净、切块，备用；姜、盐各适量。将切好的羊肉放入热水中焯一下，再与枸杞、当归一同放入锅内，加适量水，武火煮沸后改文火煲 2 小时，加入少许食盐即可，日服 1 次。羊肉入脾、肾经，有补益虚劳、驱寒外出、温补气血的功效，故本品尤其适合血虚、虚寒导致的脱发。

3.想要产后不脱发，日常调护很重要

● **保持舒畅的心情**：紧张的情绪会加重脱发，所以产妇在孕期和哺乳期要保持心情舒畅，避免精神紧张。

● **注意膳食平衡**：只有不挑食、不偏食，才能满足身体和头发需要的营养。因此，产妇要注意饮食的多样化，补充丰富的蛋白质、维生素和矿物质。

● **定期洗头发**：新妈妈出了月子后，要选用性质温和、适合自己的洗发用品，做到定期洗头。

● **经常按摩头皮**：新妈妈可以经常用木梳梳头，或者用手指有节奏地按摩头皮，可以促进头皮的血液循环，有利于头皮的新陈代谢。

4. 教您几招，应对产后"变丑"

由于女性生育以后，体型、面容等都会发生不同程度的变化，所以有些女性往往会看着镜子中的自己，感叹生了孩子就变"丑"了。其实只要及时采取对策，爱美的妈妈们完全能够像产前一样美丽动人。

● **保证睡眠**：新妈妈们产后因为身体疲劳，还要照顾宝宝，难免睡眠不足，时间一长面部皮肤就会松弛，也会出现原来没有的黑眼圈，因此，每天保持 8 个小时以上的高质量睡眠就显得尤为重要。

● **避免过多的日照**：怀孕之后，很多产妇脸上会出现蝴蝶斑，因此生产之后应该避免过多的日照，并配合温和无刺激的祛斑产品，使蝴蝶斑自然消退。

● **坚持刷牙**：新妈妈产后牙齿容易松动发炎，应该注意坚持刷牙，并适当补充钙质。

● **预防眼病**：产妇在产后应该积极预防眼病，避免用眼过度，平时多补充维生素 A 和维生素 B_2。新妈妈可以通过多食用动物肝脏、绿色蔬菜和水果获得这些营养。

● **合理饮食，避免营养过剩**：生完孩子以后，有些女性或许会得"生育性肥胖症"，所以要注意饮食的合理搭配。如少吃甜品、小糕点、饼干等；为了增加蛋白质的摄入，可以多吃肉类、鸡蛋、奶制品；如果觉得腹部脂肪明显堆积过多，可以相应地减少主食，避免营养过剩导致肥胖；在

产褥期后，可以逐步增加活动，积极参与运动。

● **按摩乳房，防止下垂**：新妈妈给宝宝哺乳时，不要让宝宝过度地牵拉乳头；每次哺乳以后，用手轻轻托起乳房按摩10分钟；每天至少用温水冲洗乳房2次，既保证了乳房的清洁，又能够增强韧带弹性，从而防止乳房下垂；哺乳时间不宜过长，宝宝满10个月就可断奶；坚持做扩胸运动，使胸部肌肉发达有力，增强对乳房的支撑作用。

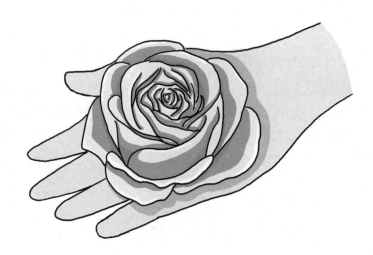

产后体虚出汗多，哪些细节需要注意

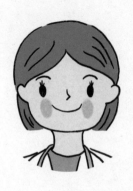

刚生完宝宝的新妈妈，由于气血虚弱，出汗会比平常都多。因为怕受风，经常有新产妇被家人用被子裹得严严实实，有的女性就会抱怨，感觉汗像打开的水龙头一样往下流，头发一整天都是湿漉漉的，黏腻不堪，相当难受。这时请不要担心，一般这种产后汗出的情况在 1 ~ 2 周以后就会自行好转。但是，如果出汗时间持续 2 周以上，就需要治疗了。

1. 为什么新妈妈容易产后多汗

中医认为，女性分娩以后，由于失血耗气，卫阳不固，肌肤腠理空虚而有汗出，又因为阴血骤然散失，阳气易于浮散，热破液泄亦能导致汗出不止。如果正值夏季分娩，则汗出更为严重，且持续时间更长。产后自汗、盗汗均与产后亡血伤阴、元气耗散有密切关系，气虚、血虚、阴虚之间可以相互转化或兼见。

2. 怎样用中药方剂辨证治疗产后多汗

中医将产后出汗过多，或出汗时间过长而不能自止者称为"产后自汗"；将睡觉过程中汗出较多，醒来即止者称为"产后盗汗"。根据病因病机和临床表现的不同，产后汗出可分为血虚自汗、气虚自汗、阴虚盗汗3 种证型。无论自汗还是盗汗，均以补虚敛汗为主要治疗原则。

● **血虚自汗型产后汗出**：主要表现为汗出过多，难以自止，时有恶风微热，疲乏无力，气短懒言，头晕心悸，舌质淡，苔薄白，脉细弱。治以养血敛肝，佐以益气。方用圣愈汤合止汗散。常用药物有牡蛎、浮小麦、生地黄、熟地黄、黄芪、白芍、麦冬、白术、人参、当归、五味子等。

● **气虚自汗型产后汗出**：主要表现为静止时汗出不止，稍活动更是汗出湿衣，甚则面如水洗；或数月后仍汗出不止，时有恶风，汗出身冷，倦怠乏力，面色㿠白，短气懒言，舌质淡，苔薄白，脉虚缓。治以益气敛汗，佐以养血。方用黄芪汤。常用药物有黄芪、白术、茯苓、甘草、熟地黄、麦冬、防风等。

● **阴虚盗汗型产后汗出**：主要表现为睡中汗出过多，更有甚者通身如浴，醒后汗出渐止，伴有面色潮红，头晕耳鸣，口舌干燥，渴不欲饮，五心烦热，舌质红，少苔，脉细数。治以养阴滋液，益气敛汗。方用两地汤合止汗散。常用药物有生地黄、熟地黄、地骨皮、玄参、五味子、牡蛎、浮小麦、黄芪、黄精、百合、麦冬、玉竹等。

3. 食疗方法治疗产后汗出

如果不是特别严重的汗出过多，并不需要特别的药物调治，可以用食疗的方法调理。如在煲汤的时候，放入黄芪 30 克，党参 15 克，浮小麦 50 克，糯稻根须 30 克，连服 1 周等。除此之外，还有一些专门针对产后自汗和盗汗的食疗小方。

● **黄芪乌鸡汤**：取乌鸡 1 只，黄芪 30 克，白术 15 克，淮山药 15 克，防风 15 克，共同煲汤，喝汤食肉即可。适用于产后自汗的女性食用。

● **猪肚芡实汤**：取猪肚 1 个，黄芪 15 克，人参须 3 克，粳米 50～100 克，芡实 30 克，浮小麦 50 克。将猪肚用食盐搓洗干净，与浮小麦同煮，半熟时取出，将猪肚切细。诸药切碎后装入纱布袋中，扎口，与切细的猪肚加水同煮至熟烂，去药袋及猪肚，放入粳米煮粥，喝粥食肚即可。本品适用于产后盗汗的女性食用。

4.改善产后自汗、盗汗的现象，有些细节要注意

● 室内温度不要过高，要适当开窗通风，保持室内空气的新鲜流通。

● 新妈妈穿衣盖被要合适，不要捂太多，尤其是阴虚体质的女性。有的说法是产妇只有在出了月子后才能洗澡，其实只要不受风，洗完澡后及时擦干，完全是可以的。有些女性在夏天生产，却因为受传统观念的影响，在炎热的夏天穿厚衣，盖厚被，关紧门窗，这样很容易使产妇中暑、虚脱，甚至造成危险。

● 新妈妈应及时补充水分和盐分，保持体内水和电解质的平衡。

● 新妈妈平时应少吃生冷的瓜果、蔬菜等寒凉食物，出了月子以后可以多吃新鲜蔬菜，尤其是绿色蔬菜，以滋阴清热，改善汗腺的分泌功能。

● 为减少汗液对皮肤的刺激，新妈妈应该经常擦洗以清洁皮肤，但要注意立即擦干，以免受风。由于汗出过多，被褥、衣物等也应该经常晾晒和拆洗，以保持干燥和舒适。

● 汗出过多，可能导致钙质的流失，容易导致低钙血症，表现为手足抽筋，肌肉抽搐，容易骨折，腰背和腿部经常疼痛。新妈妈应当在饮食中摄取充足的钙质，多吃含钙丰富的食品，如牛奶、绿叶蔬菜、鱼类、豆类、海产品等。为促进钙的吸收，还要配合补充维生素D，平时可以多晒太阳，多吃鱼肝油、动物肝脏、蛋黄等富含维生素D的食物。

产后恶露一直不干净
该怎么办

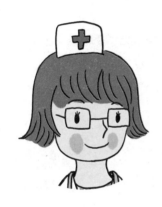

产后有恶露是正常的生理现象，但产妇之中也有个体差异，其恶露量有多有少，时间也有长有短，一般是不需要干预的。然而，如果恶露持续时间超过3周以上，中医则称之为"产后恶露不绝"，此时就需要及时地调理治疗。中医治疗产后恶露不绝有显著的疗效。

1. 中医是怎样认识产后恶露不绝的

正常情况下，产后3周左右恶露即可干净，若超过3周恶露仍不净，则为病理现象。表现为恶露量或多或少，色淡红、深红或紫暗，或有血块，有臭味或无臭味，常伴有腰酸痛、下腹坠胀疼痛，有时可有发热、头痛、关节酸痛等。

中医认为，产后恶露不绝的主要病机是胞宫藏泄失度，冲任为病，气血运行失常所致，其病因主要是气虚、血瘀、血热。若产妇素体气虚，正气不足，复因分娩失血耗气，或产后操劳过早，劳倦伤脾，气虚下陷，冲任失固，不能摄血，便会导致恶露不绝；若产妇素体阴虚，复因产时失血，阴液耗损，阴虚生内热，或产后过食辛热温燥之品，或感受热邪，肝郁化热，热扰冲任，迫血下行，也会导致恶露不绝；若产妇产后胞脉空虚，寒邪乘虚入胞，血为寒凝，或因七情所伤，血为气滞，或因产后留瘀，瘀血内阻，新血难安，不得归经，同样也会导致恶露不绝。

2. 怎样用中医疗法治疗产后恶露不绝

中医对于产后恶露不绝早有研究，主要以气虚型、血热型和血瘀型为辨证分型。

● **气虚型产后恶露不绝**：表现为产后恶露过期不止，量多，色淡红，质稀，无臭味，精神倦怠，四肢无力，气短懒言，小腹空坠，面色㿠白，舌淡，苔薄白，脉缓弱。治以益气养血，固摄冲任。方用补中益气汤加阿胶、棕榈炭。常用药物为人参、黄芪各12克，白术、当归、陈皮、升麻、柴胡、炙甘草各9克，棕榈炭、阿胶（烊化）各8克。

● **血热型产后恶露不绝**：表现为产后恶露过期不止，量较多，色深红，质黏稠，气臭秽，口燥咽干，面色潮红，舌红，苔少，脉细数无力。治以养阴清热、凉血止血。方用保阴煎。常用药物为生地黄、续断各12克，熟地黄、黄芩、黄柏、白芍各9克，山药10克，甘草8克。

● **血瘀型产后恶露不绝**：表现为产后恶露过期不止，淋漓量少，色暗有块，小腹疼痛拒按，块下痛减，舌紫暗，或有瘀点，脉弦涩。治以活血化瘀，理血归经。方用生化汤。常用药物有当归12克，川芎9克，桃仁、炮姜、甘草各8克。

3. 针灸疗法配合治疗产后恶露不绝

● **体针**：取关元、足三里、三阴交等穴，用补法，亦可施艾灸，适用于气虚型产后恶露不绝的产妇。治疗产后血瘀所致的恶露不绝，可取中极、石门、地机等穴，施泻法后，方可施灸法。以上方法均为每日1次。

● **耳针**：取子宫、神门、交感、内分泌、脾、肝、肾、皮质下等穴。每日1次，每次选2～3穴，中等刺激，留针15～20分钟。以上耳穴亦可用王不留行籽贴穴按摩。用于产后恶露不绝虚证。

4. 产后恶露不绝的食疗妙方

● **山楂益母草膏**：取生山楂（去核切片）、益母草各50克，加水500毫升，煎取400毫升，去渣，再加赤砂糖100克，收膏。每次服20毫升，每日2次。本方中，山楂甘酸微温，能消食健胃、通滞化瘀，常用于血瘀痛经、产后恶露不绝等；益母草味辛，微苦微寒，入心肝血分，能活血行瘀，常用于痛经、产后血滞恶露不绝等；赤砂糖温中矫味，共奏活血化瘀、补中健胃之效，适用于血瘀型产后恶露不绝。

● **黄鳝黄芪汤**：取黄鳝500克，黄芪30克。将黄鳝切丝，黄芪用纱布包裹，加水适量，共煮熟，去纱布包，加猪油、食盐、生姜煮沸即可，饮汤食肉，分2次服用。本品有补中益气、养血止血的功效，适用于气虚型产后恶露不绝。

● **生地木耳汤**：取生地黄15克，木耳20克。将生地黄加适量水煎30分钟，取汁；木耳用冷水浸泡后，放入前汁煮至烂熟，加适量糖，分2次服用。本品有养阴清热、凉血止血的功效，适用于血热型产后恶露不绝。

● **参芪糖鸡蛋**：取党参、黄芪、益母草各20克，红糖50克，鸡蛋2个。将以上3味药与鸡蛋加适量水同煮，煮至蛋熟，去渣取汁，鸡蛋去壳，再与红糖一同煮沸，饮汤食蛋，分2次服用。本品有活血化瘀、益气健脾的功效，适用于血瘀型产后恶露不绝。

5. 产后恶露不绝的日常保健

● 分娩后绝对卧床休息。恶露较多的产妇要格外注意阴道卫生，每天用温开水或1∶5000的高锰酸钾液清洗外阴部。

● 清洁阴部时要选用柔软的消毒卫生纸，经常换月经垫和内裤，以减少邪毒侵入的机会。使用垫纸质地要柔软，要严密消毒，防止发生感染。

● 卧床休息静养，避免情绪激动，保持心情舒畅；家人要时时安慰产妇，消除思想顾虑，特别要注意意外的精神刺激。

● 保持室内空气流通，祛除秽浊之气，但要注意保暖，避免受寒。若为血热证者，衣服不宜过暖。

● 恶露减少，身体趋向恢复时，可鼓励产妇适当起床活动，有助于气血运行和胞宫余浊的排出。

● 产后未满 50 天绝对禁止房事。

● 加强营养，饮食宜清淡，忌生冷、辛辣、油腻、不易消化的食物。为避免温热食物助邪，可多吃新鲜蔬菜。若气虚者，可予鸡汤、桂圆汤等；若血热者，平时也可食用梨、橘子、西瓜等水果，但宜温服。

● 属血热、血瘀、肝郁化热的产妇，可多喝藕汁、梨汁、橘子汁、西瓜汁，以清热化瘀。

● 脾虚气弱的患者，遇寒冷季节可增加羊肉等温补食品；肝肾阳虚的患者，可多食滋阴食物，如甲鱼、龟肉等。

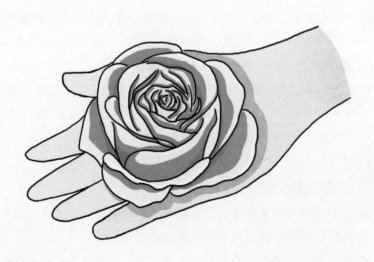

可怕的产后大出血，
你知道它的元凶是什么吗

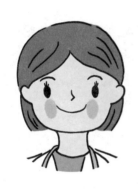

有些产妇平时身体虚弱，加之产程过长，产后便会引发大出血。产后大出血十分凶险，如果没有采取急救措施，很容易导致产妇休克，甚至死亡。如果产妇休克的时间过长，还可能引起垂体缺血性坏死，导致女性性腺功能减退。

1. 产后大出血，原因是什么

产妇在分娩后 24 小时内，阴道出血量超过 500 毫升就被称为产后出血。产后出血的原因有很多，如产后宫缩乏力、胎盘滞留宫中、软产道裂伤或产妇自身的凝血功能障碍等，都有可能导致产妇产后大出血。此外，产妇在分娩时精神过于紧张，也是引发产后出血的重要原因。

中医将产后出血称为产后血崩。若产后出血伴有头晕目眩，气短懒言，面色苍白，证属气虚型；若恶露量多，有血块，伴小腹疼痛拒按，脉沉涩，则证属血瘀型；若出血量多，颜色紫暗，心烦易怒，头胀眩晕，嗳气太息，则证属暴怒伤肝型。

2. 方剂疗法治疗产后血崩

由于产后血崩是危急重症，若救治不及时，可危及产妇的生命，所以治疗时必须以"急则治其标，缓则治其本"为原则，积极抢救。

● **气虚型产后血崩：**表现为血色鲜红，头晕目眩，心悸怔忡，气短懒言，肢冷汗出，面色苍白，舌淡，脉虚细。治以补气固冲，摄血止崩。常用药物有升麻、柴胡、黄芪、人参、白术、当归、血余炭、地榆炭、乌贼骨等。

● **血瘀型产后血崩**：表现为出血夹有血块，小腹疼痛拒按，血块下后腹痛减轻，舌淡暗，或有瘀点、瘀斑，脉沉涩。治以活血祛风，理血固经。常用药物有生蒲黄、五灵脂、荆芥炭、贯众、益母草、鸡血藤、党参、川断等。

● **暴怒伤肝型产后血崩**：表现为出血暴下不止，血色紫红或夹有血块，心烦易怒，头胀眩晕，胸闷饱胀，嗳气太息，胸胁疼痛，舌苔薄白，脉弦细。治以平肝清热，固冲止血。常用药物有墨旱莲、生地炭、山栀、黄芩炭、柴胡、香附、荆芥炭、牡丹皮、赤芍、薄荷、茯苓、侧柏叶、地榆、大黄炭、茜草、椿白皮等。

3. 治疗产后血崩的食疗小方

● **参芪炖鸡**：取党参、黄芪各30克，母鸡1只，山药25克，大枣20枚，黄酒适量。将母鸡洗净，去除内脏、食管和气管，剁去鸡爪；山药去皮、洗净，切成块状；党参、黄芪、大枣用水洗净，与备好的母鸡、山药块同时放入砂锅内，加入适量的清水和黄酒，先用武火煮沸，再改用文火煮至鸡肉熟透，即可食用。

● **人参粥**：取大米50克，人参末、姜汁各10克。将人参末和姜汁搅拌均匀，备用。大米用清水淘洗干净，放入砂锅内，加入适量清水和备好的人参末、姜汁搅拌均匀，先用武火煮沸，再改用文火煮熟，即可食用。

4. 产后血崩的按摩保健

按摩手法治疗产后血崩以疏通经络、调气止血为治疗原则。

● **按揉子宫穴**：子宫位于下腹部，当脐中下4寸，中极旁开3寸的位置。患者取仰卧位，用中指指腹按揉子宫穴，以刺激子宫收缩。每次按揉的时间以 15 分钟为宜。

● **按揉血海穴**：血海位股前区，髌底内侧端上 2 寸处。患者取坐位，用拇指指腹按揉血海穴，以感受到酸胀感为佳，时间以 4 分钟左右为宜。

由于产后血崩属于妇科急危重症，若处理不当有可能留下隐患，并有可能危及生命，所以在这里提醒产妇一定要去正规医院就诊，千万不要耽误病情。在医生科学治疗的基础上，采用以上方法辅助治疗，对于产后大出血能起到很好的改善作用。

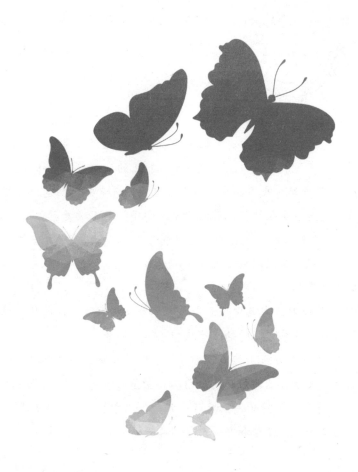

注意禁忌，
轻松当妈妈

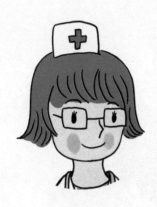

女性自怀孕那一刻起，就进入了人生中一个崭新的阶段。然而，母亲不是那么容易做的，从怀孕到分娩，准妈妈和新妈妈们必须面临种种考验，如果希望宝宝和自己都能平安健康，那么在日常生活中就要有所注意。

1. 哪些情况下不应该受孕

● 男方超过 55 岁或者女方超过 35 岁，最好不要受孕，超过这个年龄生育的子女，畸形儿以及低能儿的发生率显著增加。

● 男女双方或者其中一方正在患病，或者病后初愈，身体尚未完全复原时，最好不要受孕，此时的精子或卵子往往不够健康。

● 男女双方或者其中一方心情不好，处于消沉、苦闷、忧虑、悲哀之中，以及近期内情绪波动大、精神受挫的时候不宜受孕，此时受孕会影响胎儿健康。

● 男女双方或其中一方由于身体劳动、长途旅行或其他原因引起过度疲劳时不宜受孕，此时的精子或卵子不够健康。

● 男女双方或者其中一方因为患慢性疾病正在服药期间、大量饮用烈性酒后、大量吸烟的短时间内均不宜受孕。

● 旅行、长途出差后疲劳而归时，由于生活起居无规律，饮食营养不均，睡眠不足，精子和卵子质量不高，所以不适宜受孕。

● 流产、早产以后不宜立即怀孕，一般要在半年以后再考虑怀孕。

● 患有心功能不全、肾功能不全、严重传染病时不宜怀孕；部分遗传性疾病，如精神分裂症、躁狂抑郁性精神病、先天性心脏病、原发性癫痫等疾病，可以通过遗传病患者体内的病态基因遗传给后代，对后代的健康以及社会造成不利影响，也不适宜怀孕；部分慢性疾病，如糖尿病、哮喘病、甲状腺功能亢进等需要长期正规治疗的疾病，其服用的药物不利于胎儿生长发育，故暂时不适宜怀孕。

2. 怀孕初期禁忌——哪些情况会导致畸胎

如果男女双方在适宜的情况下受孕，但是在平时不加注意，也会对胎儿产生不利影响，甚至造成畸胎。以下为怀孕初期女性的禁忌。

● **忌情绪恶劣**：女性在妊娠前 3 个月出现情绪紧张，胎儿很有可能出现唇裂或腭裂畸形。

● **忌浓妆艳抹**：研究表明，化妆品中含有铅、汞、砷等有毒物质，这些有毒物质使每日浓妆艳抹女性的胎儿畸形发生率比平常人高了 1.25 倍。

● **忌早孕高热**：孕妇在怀孕早期高热容易造成胎儿脑神经细胞死亡，导致智力低下。

● **忌食霉变食物**：霉变食物中的真菌毒素可以通过胎盘破坏胎儿体内细胞的染色体，从而导致多指畸形、脏器发育不全等。

● **忌饮酒**：酒精通过胎盘进入胚胎，会对胎儿产生严重伤害。

● **忌乱服用药物**：孕妇在妊娠这一特殊生理时期，千万不可私自用药。一些孕妇听信偏方，乱用药物，致使胎儿受影响而导致畸形。

● **忌亲近宠物**：宠物，尤其是家猫，携带一些致病菌，对孕妇的健康和胎儿的发育有严重威胁。

3. 妊娠期不宜多吃的食物

● **孕期不宜多食罐头食品**：罐头食品在制作中往往添加了一定量的添加剂，孕妇食入过多会对健康产生不利影响。而且罐头食物中的维生素和其他营养成分都已经遭到了一定程度的破坏，营养价值并不高。

● **孕期不宜食冷饮**：女性怀孕后胃肠功能会减弱，过食冷饮会出现腹痛、腹泻等。不仅如此，由于胎儿对冷刺激十分敏感，当孕妇吃过多冷饮后，胎儿就会躁动不安。

● **孕期不宜食菠菜**：菠菜中含有大量的草酸，会影响钙和锌的吸收，从而影响胎儿的发育。

● **孕期不宜食山楂**：山楂对子宫有兴奋作用，孕妇过食山楂可使子宫收缩，对胎儿不利。

● **孕期不宜食热性调料**：小茴香、八角、花椒、胡椒、桂皮、五香粉等热性调料，容易消耗肠道水分，使胃肠分泌物减少，造成肠道干燥，出现便秘，而孕妇屏气解便使腹压增加，压迫子宫内的胎儿，易导致胎动不安。

● **孕期不宜食油条和味精**：炸油条时会加入一定量的明矾，而明矾是一种含铝的化合物，铝可以通过胎盘进入胎儿的大脑，使大脑发育迟缓，从而增加痴呆儿的发生率。而味精的主要成分是谷氨酸钠，与血液中的锌结合后通过尿液排出，味精摄入过多会消耗大量的锌，导致孕妇缺锌，而锌是胎儿生长发育的必备之品，所以要少食用味精。

4. 新妈妈的产后禁忌

初为人母，除了新鲜感和不适应，更多的是作为新产妇的困惑、新旧观念的碰撞，使多数新妈妈都搞不清楚"月子"期间应该做什么，不应该做什么。下面就列举几条产后禁忌。

● **产后忌不刷牙**：女性在怀孕期间，由于内分泌的变化或维生素 C 补充不足，会有牙龈充血、水肿，有时可见刷牙时牙龈出血的现象。此外，怀孕后牙齿的矿物质补充不足，导致牙齿的坚固性差，加之产后几天，为补充营养，而摄入过多高糖、高蛋白和高脂肪的食物，使大量食物残渣滞留在口腔内，如果此时不注意口腔卫生，就会腐蚀牙齿，导致龋齿、牙周炎等疾病发生。

● **产后忌不洗澡、不梳头**：传统观念中，月子里的产妇是不可以洗澡和梳头的，认为会导致产褥热的发生。其实，产后汗腺活跃，且气血两虚，容易大量出汗，乳胀溢奶，下身恶露，此时更应该讲究卫生。而且及时洗澡可以使全身血液循环加速，加快新陈代谢，有利于代谢废物的排出。一般产后1周即可擦浴，1月后即可淋浴，但注意不要坐浴，以免脏水进入阴道导致感染。

● **产后忌多吃红糖和鸡蛋**：红糖营养丰富，且具有温补性质，又能促进子宫收缩，排出宫腔内的瘀血。但是过多饮用红糖水，会损坏牙齿，且红糖性温，夏季多饮红糖水会加速出汗，使身体更加虚弱。分娩中消耗的体力太多，汗出过多，体液不足，消化能力随之下降，若分娩后立即吃鸡蛋会增加胃肠负担，因此分娩后数小时内最好补充半流质饮食，而鸡蛋每天吃3～4个就足够了。

● **产后忌过早过度减肥**：有些新妈妈为了恢复产后身材，过早、过长时间地运动，这样会使盆腔韧带严重松弛，甚至将来会导致子宫脱垂等疾病。而节食、过度运动会影响母乳的质量，从而间接地影响了宝宝的生长发育。产后不是不能运动，而是要进行适量的运动，运动的目的不是为了减肥，而是为了帮助骨盆肌肉和韧带恢复。产后7天即可做如臀部上提、收缩肛门、仰卧起坐等运动，而且运动量不宜过大，要循序渐进，可以从每天1～3次，每次3～10分钟做起。

产褥中暑很可怕，
你还在月子里捂厚衣服吗

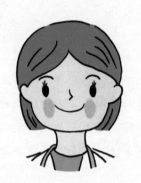

受传统观念的影响，有些新产妇即使在炎热的夏天也穿着长衣、长裤，盖着厚被，产房或者卧室门窗关得严严实实，密不透风，不仅捂出一身汗，而且还不能洗澡。其实这样的做法是很不科学的，一旦发生产褥中暑，后果将非常严重。

1. 为什么会发生产褥中暑

孕妇刚刚生产完后，身体会很虚弱，体质大幅下降，特别是在夏天，气温非常高，产妇在高温、高湿环境中，体内余热不能及时散发，就会引起中枢性体温调节功能障碍，从而容易出现产褥中暑。在产褥期间，由于室内高温、高湿、通风不良，可使产妇体内余热不能及时散发。另外，受传统观念影响，许多产妇都深居卧室不出屋，关门关窗不通风，头上戴帽，身盖厚被，穿长衣、长裤，使本来已很虚弱的产妇出汗，散热的途径不畅通，导致体温调节中枢功能衰竭，从而出现高热、意识丧失和呼吸循环功能衰竭。当人体处于超过散热机制能力的极度热负荷时，便会引起高热，发生中暑。

2. 产褥中暑的主要症状有哪些

产褥中暑的主要表现为口渴，心悸，多汗，恶心，面色潮红，胸闷，呼吸急促，四肢无力，体温逐渐升高；重度中暑还伴有面色苍白，血压下降，瞳孔缩小，皮肤干燥无汗，抽搐昏迷，甚至呼吸循环衰竭而导致死亡。

3.产褥中暑中医按摩方法

众所周知，中医针灸疗法见效迅速，常常用来急救，但是因其较为专业，不方便自己操作，所以，找准穴位、用力按揉也能取得不错的效果。治疗和预防产褥中暑，应以疏风清热、开窍醒神为原则。

● **水沟穴**：水沟在鼻唇沟的上 1/3 与下 2/3 处，又称"人中穴"，是急救患者的重要穴位之一。将一手呈半握拳状，食指伸直，用食指的指端掐水沟穴，以感受到酸胀感为佳，时间以 1 分钟左右为宜。

● **太阳穴**：太阳穴在耳廓前面，前额两侧，外眼角延长线的上方，两眉梢后面的凹陷处。用食指指腹按揉太阳穴，以感受到酸胀感为佳，时间以 1 分钟左右为宜。

4.产褥中暑的食疗小方

● **草莓汁**：取新鲜草莓 300 克，用淡盐水浸泡 30 分钟，再用清水洗净，放入榨汁机中，榨汁饮用。另外，其他新鲜的水果对于预防产褥中暑也有很好的效果。

● **莲子汤**：取干莲子 300 克，白糖 200 克。将干莲子用清水泡胀后去心，放在大碗中，加入足够没过莲子的水量，放在蒸锅中蒸至莲子酥软。然后将莲子和白糖放入锅中，加适量清水，武火煮沸，晾凉后即可饮用。

5.饮食调理帮助新妈妈度过酷暑

● **选择营养素密度高的食物**：如果一种食物不容易使人感到饱，但是其中的营养素含量却很高，那么它的营养素密度就比较高，如绿色蔬菜、牛奶、豆类、薯类、菌类和粗粮等。新妈妈们可以参考以下食谱进行调理，即取五谷杂粮 400 克左右，全脂牛奶 2 杯左右，瘦肉或鱼肉 100 克，豆制品 50 克，蔬菜 500 克，这样一天的营养素供应就能够达标。

● **荤菜素吃**：夏天的饮食应该清淡爽口，但是动物性食物既可调养脾胃，又可补充营养，是必不可少的食物，因此产妇可以用清蒸、白煮、凉拌、酱卤的烹饪方法代替煎、炸、烤、炖等。蔬菜也可以用热水焯过后凉拌。

● **经常变换主食的花色品种**：多用各种面点、面条、软煎饼、饺子、包子、馄饨等代替白米饭，也可以搭配粥类、羹类以补充水分。

● **选择具有一定清火效果的食物**：如咸鸭蛋、鸭肉、绿豆、豆制品、黄瓜、冬瓜、苦瓜、丝瓜、菠菜、芹菜、荸荠等食品，可以清暑降温；山药、玉米、薏苡仁、大枣、鲫鱼、带鱼、萝卜、胡萝卜、番茄、蘑菇、山楂、甘薯等食品，可以益胃健脾，适合脾胃虚弱的女性食用。此外，产妇在产褥期间体力活动较少，胃肠蠕动较弱，容易发生便秘，为促进体内废物的排泄，每天应保证吃一些新鲜水果、蔬菜和粗粮。

6. 预防产褥中暑的日常护理

● 新妈妈的居室应该具有良好的通风条件，并保持干燥、卫生的环境。

● 新妈妈的饮食应以清淡、易消化且营养丰富为主，多喝水，适当补充盐水，多食用新鲜水果和蔬菜，避免体内水和电解质的失衡。

● 夏天分娩的新产妇，不宜捂得太严实，平时穿宽松、舒适的衣物，注意避免直接吹凉风。

产后发热持续不退，
居然是产褥期的严重病证

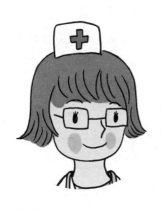

有些产妇，在产后 1 ~ 2 天之内，由于阴血骤然虚衰，导致营卫失调，常常有轻微的发热，并不兼有其他症状，一般能自行消退；或产后 3 ~ 4 天内，在泌乳期间有低热，也会自然消失。然而还有一些产妇，会面临更加严重的问题，如在产褥期内出现发热持续不退，或突然高热寒战，并伴随其他症状，这就是中医学所说的产后发热。产后发热也包括西医学所说的产褥感染。

1. 中医怎样认识产后发热

中医学认为，引起产后发热的原因很多，其主要病因病机有感染邪毒，正邪交争，产后气血耗伤，血室正开，产时接生不慎，护理不洁，不禁房事，致使邪毒乘虚而入，稽留于冲、任、胞脉，正邪交争，因而发热；或外邪袭表，营卫不和，产后百脉空虚，腠理不密，卫阳不固，以致风寒之邪袭表犯肺，营卫不和，因而发热；或阴血骤虚，阳气外散，产时、产后血去过多，阴血暴虚，阳无所附，以致虚阳越浮于外而发热；或败血停滞，阻滞气机，营卫不通，而致发热。

2. 方剂疗法治疗产后发热

根据病因病机和临床表现的不同，中医将产后发热分为感受邪毒型、风寒袭表型、风热袭表型、血瘀型和血虚型5种类型。

● **感受邪毒型产后发热**：表现为患者产后高热寒战，发热不退，小腹疼痛拒按，恶露色暗如败酱、气臭秽，心烦口渴，尿少色黄，大便燥结，舌质红，苔黄，脉数有力。治以清热解毒，凉血化瘀。方用金银花、野菊花、紫花地丁、天葵子、鱼腥草、益母草、蒲公英各15克，土茯苓30克，蒲黄、牡丹皮、赤芍各10克。水煎分3次服，每日1剂。

● **风寒袭表型产后发热**：表现为患者产后恶寒发热，鼻塞流清涕，伴头痛，身骨肢节酸痛，无汗，舌苔薄白，脉浮紧。治以养血祛风。方用当归、白芍、熟地黄、防风各10克，荆芥穗、川芎、苏叶各6克。水煎分3次服，每日1剂。

● **风热袭表型产后发热**：表现为患者发热，微恶风寒，头痛身痛，咳嗽痰黄，口干咽痛，舌质红，苔黄，脉浮数。治以辛凉解表，疏风清热。方用金银花、牛蒡子、桔梗各10克，连翘、芦根各15克，竹叶、荆芥穗、薄荷、甘草各6克。水煎分3次服，每日1剂。

● **血瘀型产后发热**：表现为患者产后寒热时作，恶露不下或下亦甚少，色紫暗有血块，小腹疼痛拒按，舌质紫暗有瘀点，脉弦细涩。治以活血化瘀，和营退热。方用当归、桃仁、益母草、丹参各15克，炮姜、牡丹皮各10克，川芎、甘草各6克。水煎分3次服，每日1剂。

● **血虚型产后发热**：表现为患者低热不退，腹痛绵绵喜按，恶露色淡质稀，伴自汗，头晕，心悸，舌质淡，舌苔薄白，脉细数。治以补血益气，和营退热。方用党参、黄芪、地骨皮各15克，当归、白术、柴胡各10克，升麻、陈皮、甘草各6克。水煎分3次服，每日1剂。

3. 中成药辅助治疗产后发热

● **柴胡注射液**：肌肉注射，每日1次，每次2毫升。适用于外感发热的产妇。

● **益母草冲剂**：冲服，每日 3 次，每次 1 袋。用于血瘀型产后发热。

● **保和片或枳实导滞丸**：保和片，每日 3 次，每次 5 片，吞服；枳实导滞丸，每日 3 次，每次 6 克，吞服，均用于伤食所致的产后发热。

4. 针灸治疗产后发热

针灸治疗产后发热，可取合谷、大椎、风池穴，用泻法；也可取中脘、足三里、内关、曲池穴，用泻法。两组穴位可交替使用。

5. 配合食疗治疗产后发热

● **麦门冬粥**：取大米 100 克，薏苡仁 50 克，生麦冬、生地黄各 20 克，生姜 10 克。将麦冬、生姜、生地黄洗净、捣碎，并用干净的纱布包裹，挤压取汁，备用。将大米淘洗干净，放入锅中，加水和薏苡仁熬煮成粥，待粥黏稠时加入各种药汁，再煮沸，停火起锅即可食用，早、晚各 1 次。本品有养阴润肺、益胃生津的功效，适用于产后发热。

● **赤豆汤**：取赤豆 100 克，红糖 50 克。先将赤豆洗净，放入锅里加水，烧开后用武火煮 20 分钟，然后加入红糖，再改用文火煮至烂熟，食豆喝汤即可。本品中，赤豆营养丰富，具有除湿清热、散血消肿之功效；红糖可以补血，两者合并，适合于产后发热者食用。

● **芪归防风猪肉汤**：取黄芪、生姜、大枣各 20 克，当归、防风各 10 克，瘦猪肉 150 克，精盐适量。将猪肉去油脂，切块，备用；黄芪、当归、防风洗净，大枣去核，生姜拍碎。将以上食材全部放入锅中，加适量清水，文火煮 1.5 小时，快出锅时加精盐调味。本品益气解表，尤其适用于产后发热属气血两虚、感受风寒的产妇。

● **桃仁莲藕炖猪肉**：取桃仁 10 克，莲藕 250 克，猪骨 500 克，精盐适量。将桃仁去皮，莲藕洗净、切片，猪骨洗净、切块，共同放入锅中，加 500 毫升水煮汤，先武火煮开，再转文火慢熬 1～2 小时，出锅前加入精盐调味即可。本品活血化瘀兼补血，适用于血虚、血瘀所致的产后发热。

6. 产后发热的预防与调护

● 产后发热的产妇，如果出现高热、神昏、惊厥的症状，情况较严重，应采取中西医结合的方法救治。

● 加强护理，产妇最好采取半坐卧位，以利于恶露排出。

● 加强孕期保健，注意均衡营养，增强体质。

● 多饮水，高热的产妇可给予物理降温，尤其是腋窝、四肢等位置。

● 避风寒。产妇的房间既要保持空气流通，又要避免直接吹风，以防风寒之邪乘虚而入；若服药后汗出，要及时更换衣裤，防止受凉。

● 保持外阴清洁，并勤换内裤。

● 加强孕期卫生宣传，孕妇临产前 2 个月避免性生活及盆浴。

● 及时治疗外阴阴道炎、宫颈炎等慢性疾病及并发症。

● 防患于未然，凡有产道污染、产道手术、胎膜早破、产后出血等有感染可能者，可给予抗生素或中药清热解毒治疗预防感染。

● 谨慎起居。产后发热的产妇要绝对休息，室内要保持安静、清洁，床铺要干净，产妇要注意翻身，以防褥疮的发生。

● 节制饮食，调畅情志，严禁房事。

● 注意乳房卫生。产妇在哺乳期间，注意保护并清洁乳头，避免受损、感染。

新产后腹痛不已，
中医怎样治疗

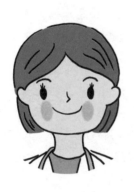

孕妇在分娩之后，由于子宫的收缩作用，小腹会出现阵痛，一般在产后1～2日出现，持续2～3日即可自然消失，这属于生理现象，一般不需治疗，产妇也无须过分紧张。但若腹痛阵阵加剧，难以忍受，或腹痛绵绵，疼痛不已，就会严重影响产妇的康复，则应该予以治疗。新产后腹痛不已在西医学称之为"宫缩痛"、"产后痛"，中药治疗往往收效较好。

1. 中医怎样认识产后腹痛

产妇在产褥期内，发生与分娩或产褥有关的小腹疼痛，中医称之为"产后腹痛"，其中因瘀血引起者，称"儿枕痛"。中医认为，产后腹痛的主要病机是冲任、胞宫不荣则痛和不通则痛，其原因主要有血虚和血瘀2种。产妇素体虚弱，加之产时和产后失血过多，血少气弱，运行无力，气不足以行血，血不足以荣络，导致冲任、胞宫失于濡养，不荣则痛。产后体虚，运血无力，血行迟滞；或产后血室正开，起居不慎，感受寒邪，血为寒凝；或胎盘、胎膜滞留子宫；或情志不畅，肝气郁结，疏泄失常，气滞则血瘀，均导致瘀血内停，阻滞冲任、胞宫，不通则痛。

产后腹痛的辨证以腹痛的性质以及恶露的量、色、质、气味的变化为主。若小腹隐痛，喜揉喜按，按之痛减，恶露量少、色淡、质稀，并伴有头晕眼花，心悸怔忡，舌淡，脉虚细者，多属血虚；若小腹胀痛拒按，或冷痛喜温，得热痛减，恶露量少或不下、色紫暗有块，四肢不温，舌质暗，脉沉紧或弦涩者，多属血瘀。

2. 中医怎样用方药治疗产后腹痛

中医治疗产后腹痛，以补虚化瘀、调畅气血为主。虚者补而调之，实者通而调之，促使气充血畅，胞脉流通，则腹痛自除。

● **气血两虚型产后腹痛**：表现为产后小腹隐隐作痛，数日不止，喜按喜揉，恶露量少、色淡红、质稀无块，面色苍白，头晕眼花，心悸怔忡，大便干结，舌质淡，苔薄白，脉细弱。治以补血益气，缓急止痛。方用肠宁汤。常用药物为当归、山药、续断各12克，熟地黄、阿胶（烊化）、人参、麦冬、甘草各9克，肉桂6克。

———————————

● **瘀滞子宫型产后腹痛**：表现为产后小腹疼痛拒按，得热痛缓，恶露量少、涩滞不畅、色紫暗有块、块下痛减，面色青白，四肢不温，或伴胸胁胀痛，舌质紫暗，脉沉紧或弦涩。治以活血化瘀，温经止痛。方用生化汤。常用药物为当归12克，川芎、桃仁、炮姜、炙甘草各6克。

———————————

● **本草验方治疗产后腹痛**

① 取党参15克，熟地黄、阿胶（烊化）、山药、鸡血藤各12克，续断、补骨脂各10克，当归、肉苁蓉各9克，艾叶6克。水煎服，每日1剂。

② 取当归12克，川芎15克，木香、炮姜、吴茱萸各10克，肉桂（后下）、焦山楂、炙甘草各6克。水煎服，每日1剂。

———————————

● **中成药辅助治疗产后腹痛**

①十全大补丸：每次3克，每日3次，吞服，适用于气血虚弱所致的产后腹痛。

②益母草冲剂：每次2包，每日3次，冲服，适用于血瘀所致的产后腹痛。

③艾附暖宫丸：每次3克，每日3次，吞服，适用于血虚宫寒所致的

产后腹痛。

④补中益气丸：每次3克，每日3次，吞服，适用于中气不足所致的产后腹痛。

3.针灸疗法治疗产后腹痛

针灸治疗产后腹痛，可取关元、气海、双侧三阴交、双侧合谷穴。血虚型产后腹痛，加双侧足三里、膈俞穴，用补法；寒凝型产后腹痛，加命门和双侧肾俞穴，加温灸；血瘀型产后腹痛，加归来、中极、双侧血海、双侧太冲穴，行泻法。

4.辅助治疗产后腹痛的食疗妙方

● **西洋参当归茶**：取西洋参3克，当归10克，白糖20克。将当归、西洋参浸润切片，放入杯中，加白糖，冲入沸水浸泡。本品有补益气血、活血通络、养血安神的功效，适用于气血两虚所致的产后腹痛。

● **山药羊肉粥**：取生山药50克，羊肉、大米各100克。将羊肉与山药分别加水煮至烂熟，剁成泥状，然后与羊肉汤混合，放入洗净的大米同煮，煮熟即可食用。本品有益气补虚、温中暖下的功效。适用于虚寒所致的产后腹痛。

● **党参黄芪鸡肉汤**：取母鸡1只，洗净，去内脏；党参、当归各15克，黄芪、山药各30克，川芎、炙甘草各6克，白芍10克，大枣10枚，一同用纱布包好，放入锅中，与鸡一起煎煮，待鸡肉熟透后，食肉喝汤即可，每天食用2～3次。本品适用于气血虚弱所致的产后腹痛。

● **益母草山楂粥**：取益母草、山楂各30克，大米50克。将益母草、山楂加水煮开，去渣取汁，再加入洗净的大米煮成粥。本品有活血止痛、祛瘀生新的功能，适用于瘀血阻滞所致的产后腹痛。

5. 产后腹痛的按摩保健疗法

● 产妇取仰卧位，呼吸沉稳，思想放松，先以双掌叠放于脐上，向下做逆时针摩腹36次，并随呼吸向下轻轻按压。再将双掌分开从脐旁两侧斜向下推擦36次。

● 产妇取坐位，按揉足三里、三阴交穴，搓擦涌泉穴；或空拳叩击腰眼部肾俞穴，反复操作。

● 产妇取仰卧位，双下肢屈曲，足掌平贴于床面，然后单腿依次放下，再屈曲，反复操作，但要注意量力而行。

6. 产后腹痛的自我保健

● 产妇不要卧床不动，应及早起床活动，并根据体力渐渐增加活动量。

● 注意保暖避寒，勿受风寒。

● 切勿烦恼，保持情绪安宁。

● 禁止房事。

● 保持大便畅通。

● 饮食宜清淡，少吃生冷食物。豆类、零食、牛奶、白糖等容易引起胀气的食物，也以少食为宜。

● 产妇在产后应注意密切观察子宫收缩情况，注意子宫底的高度、阴道出血等变化，必要时遵医嘱及时使用宫缩剂。

初产妇的心情很微妙，
自己该如何调整

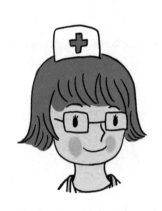

有些新妈妈在分娩之初，会出现情绪低落、郁闷、不安、焦躁等不良情绪，如有些会自己低声抽泣，甚至自我责怪，每到夜间这种情绪就会加重；有些会内疚、易怒、焦虑不安、失眠、沮丧，甚至对未来感到绝望。这些微妙的情绪变化，很有可能是产后抑郁的表现。产后抑郁会给新妈妈和宝宝带来很大困扰，作为家人，应该和产妇共同努力调整好心态。

1. 产后这些微妙的情绪变化是怎么来的

西医认为，产后体内的黄体激素和雌激素因妊娠反应的结束而减少，可能会对产妇的情绪产生很大的影响。并且，劳累、对自己身体的担心、对孩子养育的苦恼和对家人的不满情绪等，都有可能引发产后抑郁。

中医认为，产后抑郁与产妇的个体特征、体质因素和产后多瘀多虚的生理变化有关。其主要的病机为产后气血亏虚，血不养心，心神失养；或肝失藏血，血不舍魂，魂不守舍；或忧愁思虑，损伤心脾；或产后元气本亏，又因劳倦，气虚无力运化血液，败血滞留成瘀，瘀血停积，败血攻心。

产后抑郁不仅会影响产妇的恢复，而且会对其今后的生活产生一定的影响，所以产妇应该积极治疗并预防产后抑郁。

2. 中医怎样治疗产后抑郁

中医将产后抑郁分为血虚气弱型、败血停积型和心脾两虚型3种，治疗以调和气血、安神定志为原则。

● **血虚气弱型产后抑郁**：主要表现为产后焦虑、伤心、流泪、失眠、食欲减退、性欲减退、疲乏，伴有气短懒言，面色苍白，头晕，心悸，恶露量、少色淡、质清稀，唇舌色淡，苔少或无苔，脉细弱无力，或浮大中空，或细数。治以补血益气，养心安神。方用茯神散。常用药物为茯神、人参、黄芪、赤芍、牛膝、琥珀、龙齿、生地黄、桂心、当归。

● **败血停积型产后抑郁**：主要表现为产后默默不语、焦虑、精神恍惚、易哭无声、记忆力下降、食欲减退，伴随有恶露日久不下、颜色暗淡有块，面色晦暗，心前区憋闷疼痛，唇舌紫暗，边有瘀点，脉沉涩。治以活血化瘀，镇静安神。方用芎归泻心汤或调经散。常用药物有当归、肉桂、没药、琥珀、白芍、赤芍、细辛、麝香、川芎、延胡索、蒲黄、牡丹皮。

● **心脾两虚型产后抑郁**：主要表现为产后忧郁、焦虑不安、悲忧欲哭，不能控制，失眠多梦，反应迟钝，健忘，精神萎靡，伴有神疲无力，倦怠嗜卧，面色萎黄，纳少便溏，胸闷腹胀，舌质淡，苔薄白，脉细弱。治以健脾益气，养心安神。方用归脾汤或养心汤。常用药物有人参、白术、黄芪、茯苓、茯神、当归、远志、木香、生姜、龙眼肉、酸枣仁、大枣、当归、川芎、柏子仁、五味子、肉桂、甘草。

3. 配合针灸调治产后抑郁

● **神门穴**：神门位于腕掌侧横纹的尺侧端，尺侧腕屈肌腱的桡侧凹陷处。针刺神门，对于治疗心烦、失眠、焦虑、健忘有很好的效果。针刺时针尖刺入皮肤 0.3～0.5 寸。

● **三阴交穴**：三阴交位于内踝尖上3寸，胫骨内侧缘后方。三阴交是

足少阴肾经、足太阴脾经、足厥阴肝经的交会处，是调治心悸、失眠的重要穴位。

● **心俞穴**：心俞位于第5胸椎棘突下，后正中线旁开1.5寸。针刺心俞穴，对于调治心痛、失眠、健忘有良好疗效。

4. 调治产后抑郁的食疗小方

● **小炒虾仁**：取鲜虾仁150克，西芹30克，白果仁20克，杏仁15克，百合15克，蒜、食盐、鸡精、面粉、淀粉、植物油各适量。用面粉和淀粉给鲜虾仁上浆，放入热油中炸好后捞出，备用。西芹切段，与杏仁、白果仁和百合同时放在热水中焯一下，捞出备用。向锅中倒入适量植物油，将蒜放入油中煸炒出香味，然后将备用的虾仁、杏仁、白果仁和百合放入锅中，武火翻炒，加入调味料后出锅即可。

● **桃仁鸡丁**：取鸡胸肉100克，切丁，备用；核桃仁25克，放入锅中炸熟，备用；黄瓜25克，切丁，备用；葱花、姜末、淀粉、食盐、鸡精、花椒、植物油各适量。在炒锅中加入适量植物油，待油热后将备好的鸡丁在油锅内炒熟，捞出、控油。炒锅内留适量的底油，放入葱花、姜末、花椒煸出香味后，将鸡丁、黄瓜丁和适量的配料放入锅中翻炒，最后加核桃仁翻炒，用湿淀粉勾芡，出锅即可。

5. 按摩保健疗法防止产后抑郁

● **按揉身柱穴**：身柱位于背部，第3胸椎棘突下方凹陷处。按摩时可采取立位，用中指指腹按揉身柱穴，以感觉酸胀为佳，时间以半分钟左右为宜。

● **按揉肩井穴**：肩井位于肩部，大椎与肩峰端连线的中点，即乳头正上方与肩线的交接处。按摩时采取站位或坐位，用中指指端按揉肩井穴，以感觉酸胀为佳，时间以1分钟左右为宜。

● **按揉头面部**：每晚临睡前半小时，搓热双手，贴于面颊，两手中指按住迎香穴向上推，一直到发际，然后两手掌向两侧至额角而下，中指经过耳廓前部返回起点，反复30次。

● **按揉涌泉穴**：涌泉位于足底部，蜷足时足前部凹陷处。按摩时取坐位，左手握住左踝关节，右手来回搓左脚掌的涌泉穴30次，再换右边，左手搓右脚掌涌泉穴30次。

6.新产妇怎样自我调理才能避免产后抑郁

● 要放下思想包袱，消除不必要的担心，积极地看待眼前的生活，对自己进行积极地自我暗示，相信一切都会向好的方向发展。

● 适量地参加运动，对调节产后心情很有必要。

● 注意饮食，以清淡、营养、容易消化为主。

● 保证合理的睡眠和休息，珍惜每一个睡觉的机会，调整好睡眠和心情。

● 家人要多多注意新妈妈每一个微妙的情绪变化，在无微不至的关怀之余，也要注意给产妇留有一个相对安静的自我空间。

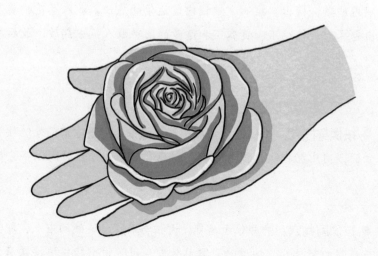

第五章

妇科小症

病小却不容忽视

"尿不自控"引尴尬，
怎样解决这种困扰

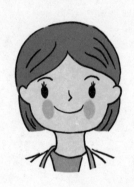

有些中年女性常有"尿不自控"的尴尬，平时并无遗尿，但是在站立时，腹压突然增加，如在咳嗽、喷嚏、大笑、搬重物时，往往会出现"尿不自控"。其实这是一种常见疾病，在医学上称之为"张力性尿失禁"。这种"尿不自控"现象有轻重程度之分，有的表现为偶然几滴，也有的表现为全部尿液不能控制而外流。

1."尿不自控"常常困扰哪些女性

"尿不自控"现象往往发生在已生育女性和老年女性之中。这是由于女性在妊娠、分娩时，胎儿的先露部分对盆底韧带以及肌肉过度扩张，或手术时产钳等损伤，以及体力不济、产后咳嗽和其他增加腹内压等因素，导致膀胱颈和尿道支持组织松弛，尿道外括约肌功能不全，从而引起尿失禁；老年女性则是由于子宫膀胱尿道支持组织萎缩导致尿失禁。

2."尿不自控"怎样通过非手术疗法解决

● **肛提肌运动**：每天做收缩肛门运动，每次收紧不少于3秒钟，然后放松，每天3次，每次坚持15～30分钟，持续6～8周。

● **雌激素治疗**：每日服少量雌激素或者将雌激素放入阴道内，对于老年女性有很好的疗效。但不宜久用，以免导致阴道出血等副作用。

● **子宫托或阴道塞**：将膨出的膀胱颈托起，以控制症状，尤其适用于年老体弱不能用其他方法治疗的女性。应用时，为避免引起局部磨损及感染，必须在每晚将子宫托和阴道塞取出，第二天早晨再放入。

● **中药**：中医认为，小便失禁是由于肾和膀胱气虚不能固摄所致，可以根据辨证服用六味地黄丸、桑螵蛸散、补中益气丸等治疗。

3. 运动疗法

● 取立位，连续做下蹲动作，每分钟20次，然后静坐做提肛练习。此动作可有效加强尿道外括约肌和骨盆底肌肉的锻炼，早、晚各做1次，每次练习10～20分钟。

● 盘腿坐于地上，上身挺直，双手提住双脚并在一起，同时收缩骨盆底肌，使整个身体左右摇摆30～45次。

● 取仰卧位，在肩部、头部下端垫一枕头，双腿分开。练习时可用双手向内紧压尿道与肛门之间的肌肉，并做向上提起的动作，每次动作要稍稍用力，持续收缩动作5～10秒钟后放松还原，连续做8～12次，每天早、晚各做1次。

● 取仰卧位，屈膝收腿呈直角，同时两手伸直平放于体侧，做抬臀挺胸练习，向上静止5～10秒后放下还原，反复练习10～15次。

● 取仰卧位，双腿并拢伸直，收腹抬腿呈30°角后，两腿做分开、并拢交叉动作，重复20～40次。在此动作的基础上，再连续做仰卧收腹，并抬起背部，足尽量后伸，可做10遍。

运用以上运动疗法治疗尿失禁，可以先根据个人体力和健康状况选择1～2组动作练习，待完全适应后再增加练习次数和强度，每天至少早、晚各练习1次，每次20分钟。另外，运动疗法要持之以恒，但在月经期间可以暂停练习。并且在练习过程中应该保持全身放松，呼吸均匀，切勿屏气或憋尿。

4.怎样预防女性"尿不自控"

女性尿失禁虽然不会威胁到女性的生命，却会给女性带来很多不便，产生很大的心理负担，影响生活。因此平时应做好尿失禁的预防工作。

● **保持有规律的性生活**：研究证明，绝经后的女性若能继续保持有规律的性生活，能明显延缓卵巢合成雌激素功能的生理性退变，降低压力性尿失禁的发生几率，同时可防止其他老年性疾病，提高健康水平。

● **做好孕产妇产后的调养与保健**：如适时做会阴肌肉运动、会阴按摩及盆底肌运动，加快会阴肌肉复原；养成规律大小便的习惯，切忌憋便，多吃纤维素丰富的食物，多喝水，防止便秘；注意会阴部卫生清洁，防止尿路感染；合理休息，不要过度负重，避免劳累；用正确的姿势提拿重物，避免腹部用力不当而导致膀胱与尿道的正常位置发生改变；有产伤者要及时治疗，力求早日恢复。

● **加强体育锻炼**：进行适当的盆底肌群锻炼。最简便的方法是每天早晨醒来与晚上就寝前，各做 50 ~ 100 遍缩肛运动。

● **积极治疗可能存在的慢性疾病**：慢性疾病如肺气肿、哮喘、支气管炎、肥胖、腹腔内巨大肿瘤等，都可引起腹压增高而导致尿失禁，故应积极治疗。

通过上面的介绍，女性朋友对预防尿失禁想必已经有了一定的了解。女性在日常生活中应认真地做好保健措施，积极预防，一旦出现尿频、排尿困难等疑似尿失禁的症状，应及时到正规医院就诊，进行科学治疗。

经常做与人性交的梦
是不是不正常，如何治疗

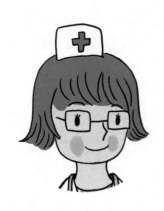

大部分人都听说过男子遗精，它是指未婚男子在睡梦之中出现的不随意射精，这既可能是"日有所思，夜有所梦"的结果，也可能是对阴茎产生偶然的直接刺激后引起的，当然，在体内精液贮存过满时，也会出现精满自溢的现象，所以未婚男子发生梦中的性高潮与遗精是很普遍的现象，当婚后有了正常性生活，这种现象就较少发生了。但是，其实女性也是如此。有些女性常常会做与男性交合的梦，醒来以后发现内裤浸润，浑身无力，尴尬异常，由于认为梦到与别人发生性关系实在是件丢人的事，甚为痛苦，也不敢与人倾诉，常常使这些女性心烦意乱，不思饮食，长此以往便可出现精神恍惚、腰酸背痛、神疲力衰等现象。

1. 中医怎样看待女子做梦与人交合

中医将女子睡梦中与男子性交的现象称之为"梦交"，也有梦到与鬼魅性交的，称之为"鬼交"。女性梦交的发生率和达到高潮的次数都比男性少，虽然肌肉痉挛性收缩程度、强弱不同，但总会出现阴道润滑，于是白带明显增多。一般梦交多发生于成年女性，尤以年轻丧偶的女性和未婚女性多见，中老年梦交频率会减低，这是女性性冲动减弱，性能力趋于降低的表现。

单身女性不可避免地存在较强的性欲和对异性的思慕，但由于她们没有机会宣泄这种性冲动，于是在白天因工作等因素压抑的性欲便会在夜间形成兴奋中心，从而导致睡眠中的梦交。偶尔的梦交属于生理现象，并非病态，只要不过分紧张、焦虑，就不会影响身体健康。但是梦交若日久失于治疗，则会精血日衰，真阴日损，神疲体倦，饮食减少，经水日枯，肌肉消瘦，渐成劳损，并会引发其他疾病。

2. 中医怎样治疗女子梦交

中医认为，导致女子梦交的原因主要有 2 点：第一，由于欲思邪念，牵扰意志而为梦；第二，由于阴阳失和，心肾不交，心脾两虚而为梦。其具体治疗方法有以下几种。

● **女子梦交的心理治疗**

① 进行专业的心理治疗，如催眠，冥想，心理治疗师访谈，写心理日记，看心理影视剧等。

② 清心寡欲，保持平和的心境。

● **女子梦交的中医辨证治疗**

① 心肾不交型女子梦交：表现为一旦蒙眬入睡，随即梦到与男子交合，伴见精神萎靡，浑身乏力，时有畏寒，时有汗出，带下清稀，绵绵不断，舌淡白，脉虚弱。治以固阴敛阳，调和营卫。方用桂枝、炙甘草、大枣各 1 克，生姜 6 克，白芍 15 克，龙骨、牡蛎（先煎）各 30 克，水煎服，每日 1 剂，早、晚分服。

② 心脾两虚型女子梦交：表现为睡眠每隔数晚即梦扰 1 次，醒后头晕心悸，倦怠乏力，精神恍惚，月经不调，舌苔薄白，脉虚而细。治以养血宁心，安神定志。方用白术、当归、茯苓、炒枣仁、龙眼肉、琥珀、炙甘草各 9 克，党参、黄芪、煅龙齿（先煎）各 15 克，远志、木香各 9 克，生姜 3 片，大枣 5 枚，水煎服，每日 1 剂，早、晚分服。

● 民间验方治疗女子梦交

① 冬地双黄汤：取天门冬15克，生地黄、熟地黄各12克，黄柏、黄连各9克，灯芯草6克，每日1剂，分2次煎服。适用于心肾不交型女子梦交。

② 桂枝远志汤：取桂枝、远志、菖蒲各6克，炒白芍、茯神各12克，煅龙骨、煅牡蛎各30克，夜交藤、芡实各15克，炙甘草3克，每日1剂，分2次煎服。适用于阴阳失和型女子梦交。

③ 朱砂粉蜜糊：朱砂粉和白蜜一同调成糊状，每晚睡前敷于前脚掌凹陷中。

④ 双石粉：取磁石、代赭石、龙齿各等量，研成细粉，再加入醋调成糊状，敷于肚脐之上，外贴胶布，每日调换。

● 食物疗法治疗女子梦交

女子梦交患者饮食宜清淡，切忌耗阴助火之品，如辛辣、烟酒、咖啡、麻雀、狗肉、公鸡、火腿、松子仁、龙虾、银耳、虾皮等；可多食一些具有清热解毒作用的食物，如山药、猕猴桃、莲子、百合、金针菜、米饭、玉米、小米面等。

① 莲子羹：取莲子适量，去皮带心，与适量北秫米一同放入锅中，共煮成甜羹，于睡前服用。

② 百合枣汤：取百合50克，红枣20克，蜂蜜少量，共煮服食。

总之，女性偶尔梦到与人交合很正常，不要过分紧张、焦虑，也不必感觉耻辱，更不要讳疾忌医，应该以正确的态度看待梦交，并且从饮食、作息、精神等各个方面进行整体调整，做到饮食、睡眠有规律，精神上放松、张弛有度。

阴道经常发出响声
惹来尴尬，这是怎么了

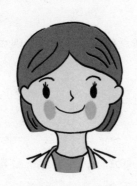

有些女性在性生活或行走时，阴道内常有气体排出，并发出连续不断的响声，像放屁一样，这让很多女性感到很尴尬，同时也很困惑，认为自己得了某种怪病。西医学对此鲜有论述，中医学将其称之为"阴吹"。

1. 什么是"阴吹"，中医是怎样认为的

其实，阴吹是一种正常的生理现象。声音是由物体震动发出的，人体也不例外，生殖器官大多是中空的器官，如输卵管、子宫、阴道等，其中有气体，当生殖器官运动时，气体也会产生相应的被动运动，有时通过阴道排出体外，大小阴唇产生振动，就会发出响声。

中医认为，阴吹过于频繁，主要责之于正气不足和情志不遂，与脾胃气虚或肠燥津枯等因素有关。正气不足主要表现为脾气亏虚，运化无力，谷道不利；或脾不布津，肠道津亏，胃肠燥结，腑气不通；或脾阳不运，痰浊内停，阻遏腑气下泄。而情志不遂，则气机失于调畅，腑气紊乱而不循常道，逼走前阴而发生阴吹。

2. 中药汤剂怎样治疗阴吹

中医将阴吹辨证分为气虚型、胃燥型、气郁型和痰湿型。脾气虚，中气下陷者，治以益气健脾，升提中气；胃肠燥热，治以清热润燥，通腑

导滞，升降气机；情志不遂，肝郁气结者，治以疏肝理气，调畅气机；脾失健运，痰湿内阻者，治以温中健脾，燥湿化痰。

● **气虚型阴吹**：表现为阴中有气排出，时轻时重，时断时续，伴有气短懒言，胃脘痞满，或小腹下坠，神疲食少，面色㿠白，头晕目眩，舌质淡，苔薄白，脉细弱。治以益气健脾。方用补中益气汤，常用药物有人参、黄芪、白术、炙甘草、当归、陈皮、升麻、柴胡、木香、枳壳等。

● **胃燥型阴吹**：表现为阴中有气排出，伴有大便秘结，口燥咽干，腹部胀满，皮肤干燥，舌质红，苔黄或欠润，脉细数。治以润肠泄热，行气导滞。方用麻子仁丸，常用药物有麻子仁、芍药、枳实、大黄、厚朴、杏仁、蜂蜜等。

● **气郁型阴吹**：表现为阴中有气，排出有声，时轻时重，常与情绪有关，并伴有精神抑郁，胸胁、少腹胀痛，嗳气食少，喜叹息，舌淡，苔薄白，脉弦。治以疏肝理脾、行气解郁。方用逍遥散，常用药物有柴胡、薄荷、当归、茯苓、白术、炙甘草、芍药、煨生姜等。

● **痰湿型阴吹**：表现为阴中有气排出，伴有带下量多、色白、质稀，胸膈满闷，或呕吐痰涎，心悸气短，口淡而腻，苔白腻，脉滑缓。治以温中健脾，燥湿化痰。方用二陈汤合苓桂术甘汤，常用药物为橘皮、茯苓、制半夏、炙甘草、生姜、白术、桂枝等。

3. 经验方和针灸疗法治疗阴吹显奇效

● **坐浴**：取蛇床子、白鲜皮、野菊花各15克，水煎取汁，坐浴。适用于阴吹伴随带下量多的女性。

● **针灸疗法**：以任脉和足阳明胃经上的穴位为主要针刺穴位，如气海、关元、足三里、脾俞。补法行针，每次留针15～20分钟，每日1次，10次为1个疗程。

● **耳针**：取耳穴的外生殖器、肝、脾、胃、大肠、神门等，用王不留行籽胶布压贴，每次取 2 ~ 3 个穴位，隔 1 天换 1 次，在穴位处贴好后，每个穴位按压 5 ~ 10 分钟。

4. 患有阴吹女性的日常注意事项

● 腹气不通是导致阴吹发生的主要原因，因此患有阴吹的患者必须保持大便的通畅。

● 调畅情志，保持良好的心情，避免七情所伤。

● 加强体育锻炼，增强体质，产后阴道松弛的女性可做盆底肌肉收缩运动，即像突然中断排尿一样，收紧肛门和会阴部肌肉 3 秒钟，再放松 3 秒，这样重复收缩，早、晚各锻炼 1 次，每次收缩、放松反复进行 60 次。

● 调摄饮食、起居，注意营养，劳逸结合，避免因饮食和思虑等因素而损伤脾胃。

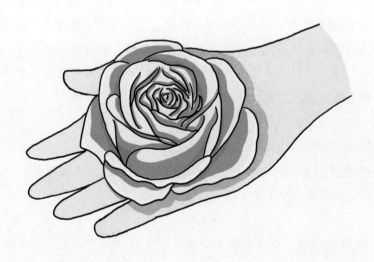

育龄期女性要多注意，
你的子宫内膜"跑偏"了吗

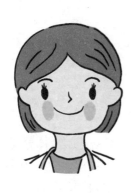

子宫内膜异位症，顾名思义，就是子宫内膜发生了"跑偏"，并没有在子宫腔内，而到了身体的其他部位。子宫内膜细胞一般是在子宫腔里的，它每月会生长、脱落、出血，从而形成月经，但如果子宫内膜发生"跑偏"，子宫内膜细胞经过生长、脱落、出血就会形成瘀血，没有办法排出体外，而在瘀血积聚的地方就会形成肿块，引起疼痛。

子宫内膜异位症是一种良性病变，最好发于生育年龄的女性，而且约有半数合并不孕，故育龄期女性要多注意。绝经后卵巢功能衰退，异位的内膜可发生蜕变、萎缩而逐渐被吸收。

1. 子宫内膜异位症有哪些表现，哪些方法可诊断

● **痛经或持续下腹痛**：子宫内膜异位症首先表现为疼痛，常在月经前 1～2 天开始，经期第 1 天疼痛最为剧烈，严重者犹如刀割，而后至月经干净时呈逐渐减轻的状态。疼痛部位主要在下腹部和腰骶部，常放射至阴道、会阴、肛门、大腿等处，程度轻重不一。此外，子宫内膜异位症还有腰痛、性交痛、肛门坠胀痛等症状。

● **不孕**：患有子宫内膜异位症的女性，约有半数合并不孕。这可能与卵巢功能发生改变，卵巢周围粘连，输卵管位置改变、变形、水肿、纤维

化或闭锁，以及子宫后倾等有关。

● **月经异常**：子宫内膜异位症最常表现为月经过度，月经周期延长，月经前有不规则出血，常伴有贫血。

那么，应该如何诊断子宫内膜异位症呢？

● 要看是否有子宫内膜异位症的典型表现，如痛经。

● 去医院详细地进行盆腔检查，主要检查子宫的大小和位置，盆腔里有无包块和结节，还可以借助B超查看包块的位置及其与周围的关系，也可以做血液的检查。

● 借助腹腔镜把病灶取出做病理切片，这是确诊子宫内膜异位症的金标准。

2. 中医怎样治疗子宫内膜异位症

中医认为，子宫内膜异位症多因肝郁气滞，经行不畅；或素体气虚、肾虚，运血无力；或寒邪与血搏结，凝涩于胞脉；或孕产频多，损伤胞脉，使胞宫离经之血蓄积于胞中。中医将子宫内膜异位症分为气滞血瘀型、寒凝蕴结型、瘀热蕴结型、气虚血瘀型和肾虚血瘀型。

● **气滞血瘀型子宫内膜异位症**：表现为经前、经期少腹疼痛，经血暗红，夹有血块，伴有乳房胀痛，肛门坠胀，烦躁，舌暗或有瘀点，脉弦。治以活血祛瘀，行气散结。方用膈下逐瘀汤，常用药物有桃仁、红花、当归、川芎、炮姜、赤芍、柴胡、枳壳、炙甘草等。

● **寒凝蕴结型子宫内膜异位症**：表现为经前、经期少腹冷痛，得温则舒，经行不畅，经色暗红，夹有血块，块下则痛减，伴有形寒肢冷，恶心呕吐，肛门重坠，大便溏薄，面色苍白，舌暗淡，苔白，脉沉紧或弦紧。治以温经散寒，活血祛瘀。方用少腹逐瘀汤，常用药物有川芎、川楝子、当归、延胡索、小茴香、肉桂、厚朴、炮姜、乌药等。

● **瘀热蕴结型子宫内膜异位症**：表现为经前、经期少腹灼热疼痛拒按，经期或经前后发热，经色深红，夹有血块，口苦口渴，烦躁，尿黄便秘，舌红或暗红，或有瘀斑、瘀点，苔黄，脉弦数。治以清热理中，活血祛瘀。方用血府逐瘀汤，常用药物有桃仁、红花、当归、川芎、生地黄、赤芍、柴胡、枳壳、炙甘草、桔梗、牛膝等。

● **气虚血瘀型子宫内膜异位症**：表现为经期或经后少腹隐痛，喜按喜温，经色暗淡，或有血块，伴有神疲乏力，口淡纳差，肛门重坠，大便不实，面色无华，舌暗淡，边有齿痕，苔白，脉细缓或弦细。治以补气行气，活血祛瘀。方用理冲汤，常用药物有黄芪、党参、怀山药、天花粉、知母、三棱、莪术、生鸡内金等。

● **肾虚血瘀型子宫内膜异位症**：表现为经期或经后少腹隐痛，喜温喜按，腰酸膝软，头晕耳鸣，月经先后不定期，经色暗淡，有血块，量少淋漓，伴有神疲欲寐，性欲淡漠，难于受孕，肛门重坠，大便溏薄，面色晦暗，或面额暗淡，舌暗淡，或有瘀斑，苔白，脉沉细或细涩。治以补肾调冲，活血祛瘀。方用归肾丸合桃红四物汤加减，常用药物有熟地黄、怀山药、山茱萸、茯苓、当归、枸杞、杜仲、菟丝子、桃仁、红花、赤芍、川芎等。

3. 治疗子宫内膜异位症的食疗小方

● **香附丹参蜜饮**：取香附10克，丹参30克，刘寄奴、败酱草、红藤各15克，蜂蜜30克。先将香附、丹参、红藤、败酱草、刘寄奴分别洗净，晒干或者烘干。香附、丹参、红藤切片或切段，与切碎的败酱草、刘寄奴共同放入砂锅中，加足量的水浸泡，煎30分钟，用纱布过滤后放入容器，待药液温后，加入蜂蜜，拌匀即成，早、晚分服。本品有行气活血、清热化湿、通经止痛的功效。

● **益母草田七牡蛎汤**：取益母草30克，田七粉5克，牡蛎肉200克，黄酒、精盐、葱花、姜末、味精、湿淀粉、植物油各适量。将益母草洗净、晾干、切段，备用。牡蛎洗净、切片，放入碗中，加黄酒、精盐、湿淀粉拌匀，抓揉上浆。将植物油倒入锅中，烧至六成热，放入葱花、姜末煸炒出香，随即加入适量清汤，武火煮沸，放入益母草段、牡蛎片，加精盐、味精，煨煮至沸腾，再撒入田七粉，拌匀即可。本品有活血化瘀、消癥散结的功效。

- **皂角刺砂锅鹿肉**：取皂角刺20克，鹿肉500克，茯苓、猪苓各15克，大茴香8颗，生姜1块，葱2根，薤白头10颗，黄酒30克，甜面酱15克，精盐、味精、麻油各适量。将猪苓、茯苓洗净、切片，鹿肉切块，生姜切丝，葱切末，薤白头对半切。先将皂角刺装入布袋，扎紧袋口，与切好的鹿肉一同放入开水中煮1分钟捞出。再将鹿肉块、猪苓、茯苓、大茴香、生姜、薤白头、皂角刺药袋、黄酒、甜面酱、精盐一起放入砂锅中，武火煮沸后，再改用文火炖至熟烂，取出药袋，撒葱花、味精，淋上麻油即可。本品有温补肾阳、活血化瘀的功效。

4.配合针灸和按摩治疗子宫内膜异位症

- **针灸治疗**：取关元、中极、合谷、三阴交穴。气滞血瘀型子宫内膜异位症者，经前用泻法；寒凝血瘀者，用温针灸或艾灸；气虚或肾虚血瘀者，用平补平泻手法。

- **按摩治疗**：子宫内膜异位症的按摩保健，总以舒筋活血、益气止痛为原则。平时可按揉神阙、四满穴。神阙位于脐正中央；四满位于下腹部，脐下2寸，前正中线旁开0.5寸。按揉时取仰卧位，用拇指指腹按揉，以感觉酸胀为度，时间以1分钟左右为宜。

5.子宫内膜异位症的日常护理

- 保持乐观的心态，调节好自己的情绪，保持机体免疫系统的功能正常。
- 经期注意防寒保暖，避免剧烈的体育运动，禁止房事。
- 经期应避免惊吓。

更年期的女性麻烦多，
怎样才能平稳度过更年期

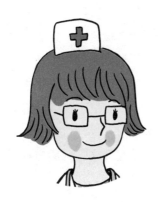

更年期是女性一生必然要经历的阶段。有些正值更年期的中年女性，有时会突然感觉烦躁易怒，或抑郁忧愁，或心悸失眠等精神、神经症状，不仅如此，有的还伴有阴道干涩灼热、腰酸背痛、骨质疏松等问题。更年期的女性会遇到各种各样的麻烦，要想平稳地度过更年期，借助中医治疗方法最可靠。

1. 更年期有哪些表现

● **月经改变**：更年期女性最常见也是最早出现的变化是月经间隔时间的紊乱，经期变得不规则，或缩短，或延长，月经量时多时少，或淋漓不尽。

● **潮热**：阵阵潮热是更年期女性经常遭遇的症状，其持续时间可长可短，一般多发生在下午、黄昏或者夜间，发作时伴有心跳加快，血压升高，常因情绪激动使发作加重。

● **生殖泌尿系统症状**：表现为外阴和阴道萎缩，分泌物减少，有干燥感，外阴瘙痒，性交痛等；可因尿道膀胱萎缩、弹性减低而出现尿频、尿急、尿失禁或夜尿增多，容易发生尿路感染。

● **精神、神经症状表现异常**：有些更年期女性表现为头晕、头痛、耳鸣、失眠、健忘、疲乏等；还有些女性表现为情绪不稳定，易激动，易多疑，脾气暴躁，喜怒无常；而有些女性恰好相反，表现为情绪抑郁，焦虑不安，对事冷漠，胆怯易惊，多愁善感。

● **腰酸背痛**：更年期的女性，由于体内骨质丢失加快，会出现骨质疏松的早期症状，如腰背酸痛，且易发生骨折，影响活动。

2. 中医是怎样认识更年期的

《黄帝内经》载："女子七七，任脉虚，太冲脉衰少，天癸竭，地道不通，故形坏而无子也。"中医认为，肾虚是更年期到来的根本所在。女性在停经前后，肾气渐衰，脏腑功能逐渐衰退，使人体阴阳失去平衡，因而出现各种症状，因此肾虚是致病的根本。另外，中医认为，面红潮热、身热汗出、眩晕头胀等症状是阴虚火旺所致；烦躁易怒、抑郁忧愁、心悸失眠等，多与心、肝的失调有关；阴道干涩灼热、腰酸背痛、骨质疏松等问题，则与肾阴、肾阳的失调有关。

3. 中药汤剂怎样治疗更年期

中医将更年期综合征辨证分为肝阳上亢型、肝肾阴虚型、脾肾阳虚型、阴阳两虚型、心脾两虚型5种。

● **肝肾阴虚型更年期综合征**：表现为月经紊乱，经量多或淋漓不尽，口燥咽干，头晕耳鸣，手足心热，腰膝酸软。治以滋补肝肾，育阴潜阳。方用旱莲草、珍珠母（先煎）各30克，女贞子、天冬、龟板胶（烊化）各12克，桑叶、生白芍、槿豆衣各15克，水牛角（先下）、生地黄各20克，牡丹皮8克，水煎服，每日1剂，早、晚分服。

● **肝阳上亢型更年期综合征**：表现为头痛头晕，面部潮红，阵阵潮热，手足心热，多汗。治以平肝潜阳，滋阴清热。方用生龙骨（先煎）、生牡蛎（先煎）各20～30克，生龟板（先煎）、生鳖甲（先煎）、天冬、玄参、白薇各12克，怀牛膝、代赭石、生白芍各15克，浮小麦30克，生地黄 15 克，水煎服，每日 1 剂，早、晚分服。

● **脾肾阳虚型更年期综合征**：表现为月经紊乱，量多色淡，神情淡漠，懒言短气，畏寒怕冷，腰背尤甚，胃纳不佳，大便溏薄，小便清长，面色白。治以益气助阳，温补脾肾。方用淡附片 6 克，茯苓、白术、鹿角胶（烊化）、益智仁、仙灵脾各 12 克，炒白芍、杜仲各 10 克，炮姜 5 克，党参 15 克，仙茅 6 克，水煎服，每日 1 剂，早、晚分服。

● **阴阳两虚型更年期综合征**：表现为肝肾阴虚与脾肾阳虚两型相夹杂。治以育阴潜阳，补肝脾肾。方用知母、黄柏各 10 克，当归、仙茅各 8 克，巴戟天、仙灵脾、熟地黄、杜仲各 12 克，旱莲草 15 克，鹿角胶或龟板胶（烊化）各 12 克，水煎服，每日 1 剂，早、晚分服。

● **心脾两虚型更年期综合征**：表现为月经量多，或淋漓不断，头晕心悸，失眠多梦，神倦健忘，腰酸。治以益气健脾，养血安神。方用党参、夜交藤、龙齿（先煎）各 15 克，白术、茯苓、酸枣仁、炙黄芪、柏子仁各 10 克，当归、菖蒲各 6 克，远志 8 克，龙眼肉 10 枚，生姜 3 片，大枣 6 枚，水煎服，每日 1 剂，早、晚分服。

4. 中成药也可治疗更年期

中成药比汤剂更加方便，一般在医院及药店都有销售，价格也比较低廉，更年期患者按说明书服用，即可收到疗效。那么，在治疗更年期综合征这方面，女性朋友应该怎样选择呢？

● **乌鸡白凤丸**：功能补气养血，调经止带。口服，每次 1 粒，每日 3 次，连服 2 个月。用于减轻更年期综合征诸证。

● **知柏地黄丸**：功能滋阴清热除烦。口服，每次 10 克，每日 2 次。适用于阴虚火旺型更年期综合征，表现为潮热，多汗，头晕耳鸣，心烦失眠，急躁易怒等。

● **右归丸**：功能温补肾阳，填充精血。口服，每次 9 克，每日 3 次。适用于精神不振、肢冷怕凉以及腰膝酸软的脾肾阳虚型更年期综合征。

● **枣仁安神颗粒**：功能补心养肝，安神益智。每次 15 克，于每晚临睡前用温开水冲服。用于缓解更年期综合征之失眠健忘、头晕头痛。

● **养血安神丸**：功能养血安神。口服，每次 6 克。适用于更年期综合征表现为失眠多梦、心悸头晕的女性。

● **健脑补肾丸**：功能健脑补肾，益气健脾，安神定志。口服，每次 15 粒，每日 2 次。适用于更年期综合征伴有失眠耳鸣、疲倦乏力、腰膝酸软、头晕、气短的女性。

5.更年期女性的饮食宜忌有哪些

● **低盐饮食**：更年期女性水盐代谢紊乱，容易发生水钠滞留，引起浮肿，并进一步引起血压升高。所以，更年期女性应限制食盐，用盐量宜为中青年时的一半。

● **少吃甜食，多吃粗粮**：更年期女性的糖代谢、脂肪代谢也常紊乱，容易发生血糖升高、血脂升高、体趋肥胖以及糖尿病、动脉粥样硬化。所以，更年期女性要少吃甜食、动物脂肪和动物内脏，多吃些粗粮。

● **少吃主食**：随着年龄增长，人体的基础代谢会逐渐降低，容易发生能量过剩。所以，肥胖的女性应限制主食量，在膳食上应保证蛋白质供应，可多吃些瘦肉、鸡、鱼、蛋、乳制品及豆制品。一般植物油中不饱和脂肪酸的含量较高，如豆油、菜籽油、玉米油、麻油、葵花籽油都含高热量，过多食用则会产生能量过剩。

● **多补充维生素**：不少更年期女性会出现月经紊乱、经血量多、经期延长、周期缩短，常可导致贫血。因此，更年期女性要注意补充蛋白质、铁、维生素A、维生素C、维生素B_{12}与叶酸，多吃动物肝脏、瘦肉、鸡血、鸭血及新鲜蔬菜。此外，水果、红枣、赤小豆、桂圆、糯米也有健脾、益气、补血的作用。

● **多补充钙质**：更年期女性容易发生骨骼脱钙、骨质疏松，故应补充钙。可多吃鱼、虾皮、芝麻、豆制品等含钙丰富的食品。也可以多喝牛奶，牛奶中钙含量多，且易吸收，是理想的补钙佳品。

● **拒绝烟酒和一切刺激性食物**：更年期女性不要吸烟和饮酒，更不要饮咖啡、浓茶等刺激性饮料，以免加重精神负担。平时可以食用酸枣、红枣等具有安神降压作用的食品。

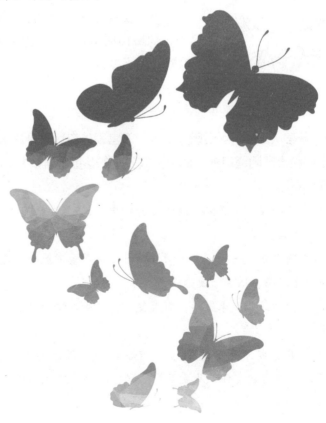

阴道中有下坠物
该怎么办

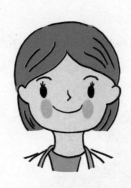

许多中年女性自觉全身乏力，感觉阴道里有物下坠，站数分钟后下坠感加重，站久了感觉双腿及全身无力，卧床休息一段时间后便可稍稍缓解。因此，很多女性不以为意，但如此时间一长，甚至会感觉阴道中有物下坠，脱出阴道口外，而脱出阴道口外的下坠物就是子宫。子宫脱垂该怎么办？

1. 子宫脱垂有哪些诊断标准，应该怎样分级

● 子宫从正常位置沿阴道下降，子宫颈外口达坐骨棘水平以下，甚至子宫全部脱出于阴道口外，此为子宫脱垂的诊断标准。其临床表现主要有以下几个方面。

①自觉小腹下坠隐痛，阴道口有物脱出，持重、站立、咳嗽等腹压增高后脱出加重。

②外阴潮湿、瘙痒，带下增多，当脱垂严重不能自行还纳时，与衣裤摩擦易发生溃疡、感染，使分泌物增多。

③小便频数或者尿失禁，当大笑、提重物、咳嗽时，腹压增加引起尿液外溢。

④气虚者常伴见身倦懒言，四肢乏力，面色不华，舌淡，苔白，脉缓弱；而肾虚者常伴见头晕耳鸣，腰膝酸冷，夜尿频数，舌淡，苔白，脉沉弱。

● 根据脱垂的程度，子宫脱垂分3度：

①Ⅰ度：子宫体下降，子宫颈外口位于坐骨棘水平以下但仍在阴道内。

②Ⅱ度：子宫颈已暴露于阴道口或脱出于阴道口外，但子宫体仍在阴道口之内。

③Ⅲ度：子宫颈与部分子宫体均脱出于阴道口之外。

2. 中医怎样认识子宫脱垂

中医认为，女性子宫下脱，甚则脱出阴户之外，称为"阴挺"，又称"阴脱"、"阴菌"、"阴痔"、"产肠不收"等，相当于西医学所说的"子宫脱垂"、"阴道壁膨出"。子宫脱垂多由分娩损伤所致，常见于产妇、长期站立工作、从事重体力劳动或者有便秘、慢性咳嗽史的女性。明代张景岳的《景岳全书·妇人规》云："此或因胞络伤损，或因分娩过劳，或因郁热下坠，或因气虚下脱，大都此证。"因此，子宫脱垂的病机是气虚下陷和肾虚不固而致胞络损伤，不能提摄子宫。

3. 中药怎样治疗子宫脱垂

《黄帝内经》云："虚者补之，陷者举之。"故中医治疗子宫脱垂以益气升提、补肾固脱为主。根据其临床表现不同，中医将子宫脱垂分为气虚型和肾虚型2种。

● **气虚型子宫脱垂：**主要表现为子宫脱垂，或阴道前、后壁膨出，劳则加剧，卧则消失，小腹坠胀，面白少华，四肢乏力，少气懒言，带下色白、量多、质稀，舌淡，苔薄，脉细弱。治以补中益气，升阳举陷。方用补中益气汤加川断、金樱子，常用药物为党参、黄芪各20克，甘草10克，白术、当归、金樱子各12克，升麻、柴胡、陈皮各9克，川断15克。

● **肾虚型子宫脱垂：**主要表现为子宫脱垂，或阴道前、后壁膨出，少腹下坠，腰脊酸楚，头晕目眩，耳鸣，神疲乏力，小便频数，舌淡，苔薄，脉沉细。治以补肾固脱，益气升提。方用大补元煎加芡实、金樱子、紫河车、鹿角霜，常用药物为熟地黄、当归、山茱萸、山药、金樱子各12克，枸杞、杜仲、鹿角霜各 10 克，党参、黄芪各 15 克，芡实 9 克，甘草 8 克，紫河车 5 克。

● **配合中成药治疗子宫脱垂**
① 补中益气丸：每次 6 克，每日 3 次。
② 人参健脾丸：每次 6 克，每日 3 次。
③ 健脾资生丸：每次 9 克，每日 3 次。

4. 中医外治法治疗子宫脱垂

● **熏洗法**：取用黄芪、枳壳各 30 克，艾叶、五倍子各 10 克，葱白 5～10 根，煎水，趁热先熏后洗。

● **坐浴法**：取枯矾、五味子、五倍子各 9 克，乌贼骨 15 克，冰片 3 克，煎水，坐浴。

● **外敷法**：取五倍子、煅龙骨各 12 克，冰片 3 克，共研细末，用麻油调匀，外敷脐中及脱出的子宫。也可用五倍子与覆盆子等量，共研细末，用麻油调匀，外敷于脱出的子宫及阴道膨出部位。

5. 针灸治疗子宫脱垂

● **气虚型子宫脱垂**：以督脉、足太阴、阳明经穴为主。取百会、气海、维道、足三里、三阴交，针刺补法并灸。

● **肾虚型子宫脱垂**：宜调补肾气，固摄胞宫，以任脉、足少阴肾经穴为主。取太溪、关元、子宫、照海，针刺补法并灸。

● **耳针**：取耳穴的内生殖器、皮质下、脾俞、肾俞。每次选 2～3 穴，10 次为 1 个疗程。

● **艾灸法**：用艾条灸百会、足三里、气海、长强等穴。

6. 子宫脱垂患者的食疗妙方

● **二麻猪肠汤**：取升麻 10 克，胡麻仁 100 克，猪大肠 300 克，调料适量。将大肠洗净，升麻布包，与胡麻仁同放入大肠中，放入锅中，加适量清水，同炖至大肠熟后，去升麻，加食盐、味精调味，饮汤食肠，隔日 1 剂，连服 3 周。本品可益气升提，适用于气虚下陷所致的子宫脱垂。

● **党参小米粥**：取党参 30 克，升麻 10 克，小米 50 克。将党参、升麻放入锅中水煎取汁，加小米煮为稀粥，每日 2 次，空腹服食。本品可益气升提，适用于气虚下陷所致的子宫脱垂。

● **鳊鱼黄芪汤**：取鳊鱼 1 条，黄芪 20 克，枳壳 10 克，食盐、味精、料酒各适量。将鳊鱼去鳞杂、洗净，与黄芪、枳壳和适量清水同煮沸后，再煮 30 分钟，去渣取汁，加食盐、味精、料酒调服，每次 200 毫升，每日 2 次。本品可益气升提，适用于气虚下陷所致的子宫脱垂。

● **巴戟炖猪肠**：取巴戟天、肉苁蓉、枳壳各 35 克，猪大肠 200 克，食盐、味精各适量。将猪肠洗净，巴戟天、肉苁蓉、枳壳一同纳入大肠中，并放入碗中，加适量清水，隔水蒸熟，再加少许食盐、味精调味。本品可补肾益气固脱，适用于肾虚不固型子宫脱垂。

● **黄芪甲鱼汤**：取黄芪 30 克，枳壳 15 克，杜仲 10 克，甲鱼 1000 克，葱花、姜末、食盐、料酒、味精各适量。将甲鱼去甲壳、肠杂，洗净，切块。将诸药入包扎紧，加适量清水同炖至甲鱼熟后，去药包，加葱花、姜末、食盐、料酒、味精等调味服食，2 日 1 剂。本品可滋补肾阴，益气固脱，适用于肾气不固型子宫脱垂。

● **金樱子粥**：取金樱子 15 克，大枣 10 枚，大米 200 克。先取金樱子水煎取汁，加大米和去核的大枣煮粥服食，每日1剂。本品可补肾固脱，适用于肾虚不固所致的子宫脱垂。

7. 子宫脱垂的日常调护与预防

● 坚持新法接生，到医院分娩，会阴裂伤者及时修补，注意产褥期卫生保健，产后注意休息，调养身体，使全身各个系统及生殖器官尽快恢复。

● 患有子宫脱垂的女性应该避免重体力劳动，减少负重活动，同时保持大便通畅。

● 慢性咳嗽的患者应该积极治疗。

● 适当进行体育锻炼，提高身体素质。

● 多吃益气健脾、补肾固脱之品，如芡实、薏苡仁、山药、金樱子、覆盆子等。

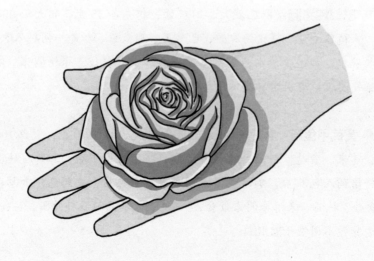

第六章

专家的叮嘱

女性的日常
保健与食疗

五花八门的阴道护理液，
你用对了吗

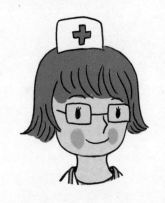

现如今，五花八门的阴道护理液越来越多，而对很多女性来说，使用阴道护理液是一种时尚，也是良好的卫生习惯。然而，也有一部分女性受传统观念的影响，坚持认为使用护理液对人体无益，反而会破坏阴道内自然的酸碱平衡，诱发妇科疾病。事实究竟如何？

有些女性很担心保健类护理液会破坏自身的防御功能，诱发炎症。其实这是一种误解，只要这类产品的 pH 值界定在 4 ~ 4.5 之间，接近人体 pH 值，是不会造成破坏的，当然一定要清洗干净。至于时间长了会对其产生依赖性，不用反而感觉不舒服的说法，是没有科学依据的，也许是一种心理作用。

很多女性朋友在选购阴道护理液时，往往会受广告效应左右，喜欢买一些听起来"名气大的"。但是事实上，选择女性洗液产品一定不能盲目，首先要看清字号。"妆字号"属于化妆品类产品，主要作用是清洁污垢，维护私处弱酸环境，滋养私处肌肤；"消字号"属于消毒品类，是用化学、物理、生物的方法消灭或消除致病菌微生物，达到杀菌消毒目的；"国药准字"是药品类，具有治疗相关病变的作用。

从医学的角度来看，可以把各种人群分为健康、亚健康、非健康 3 类。

正常女性阴道内并非是无菌的，而是存在着许多种类不同的细菌。正常情况下，阴道中各类细菌相互制约又共同生存，成为正常菌群，共同构成女性阴道弱酸性的生态环境。"妆字号"女性护理液主要适合健康女性，有些"妆字号"护理液能够起到滋润保湿作用，有些起嫩红美白作用，有些能够缩阴。有些健康女性由于阴道松弛、阴部发黑、阴道干燥，所以需要私处沐浴露，但是这些"妆字号"阴道护理液也并不是可以长期使用的，偶尔使用还好，平时最好还是用温水清洗阴部。

对于亚健康人群，由于生活的压力等各方面原因导致自身抵抗力下降，可以选择使用护理液产品，以维系自身的防御体系。"消字号"女性护理液适合于亚健康女性、已婚女性和夜生活频繁的女性，由于工作压力和频繁的夜生活导致自身自洁和免疫减弱，所以"消字号"品正好适用于此类女性，是可以每天使用的。

而对于非健康人群，在用药物控制病情的同时最好不要乱用阴道护理液，可以使用"国药准字"类的阴道护理液。

然而，在特殊时期使用阴道护理液，或者使用对于有针对性地治疗某些妇科疾病的阴道护理液，仍然要保持谨慎。有些阴道护理液明确标明"适合月经期间使用"，但月经期间使用阴道护理液更容易导致上行感染，故不建议经期使用护理液，也不要让其流进阴道里。另外，一些含有蛇床子、地肤子、黄柏、苦参等成分的阴道护理液的确具有一定的清热功能，适合真菌性的皮肤病，不过，仅能作为辅助使用，长期使用则容易破坏阴道环境，从而引发妇科疾病。

正常情况下，健康女性应尽量少用阴道护理液，也不要进行阴道内清洗，少量、无刺激性、无味、无色的阴道分泌物是女性的正常生理特征。每天用温水淋浴冲洗是最好的方式，如果没有淋浴条件，也要做到专盆专用，并且在清洗前先将双手洗净，然后从前向后清洗外阴，再洗大、小阴唇，最后洗肛门周围及肛门。女性只要每天清洗外阴，并勤换内裤，就可以达到洁身的目的。

长期熬夜，你会想到
也能导致妇科疾病吗

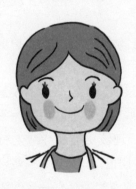

白领一族日常工作繁忙，不仅压力大，而且经常因为完不成的工作量而熬夜加班，但是长期熬夜对于女性朋友的健康有着非常严重的损害。长期熬夜不仅容易加速衰老，还容易带来许多疾病。

长期熬夜、不规律的睡眠会影响内分泌，造成皮肤水分流失，使皮肤变得暗淡、黑眼圈加重、皱纹出现的速度加速等，尤其是在一连几天的熬夜后，如果脸部皮肤觉得发紧、刺痒，并伴有脱屑现象，说明极有可能患上了脂漏性皮炎。

很多人觉得熬夜之后出现黑眼圈很正常，但是黑眼圈长期挂在脸上时则要引起高度重视，因为它极有可能已经是妇科疾病发出的信号了。从内眼角向下方约呈45°角的棕褐色或浅灰黑色弯月形的黑眼圈，一般是随着年龄及身体健康状态的变化而形成的，多与患严重失眠、贫血或某些妇科疾病有关，其中妇科疾病包括月经不调、功能性子宫出血等，如果不加以注意，黑眼圈色泽会加重而变得更加明显。

不仅如此，女性长期熬夜或失眠，还会改变体内原有的生物钟，从而使机体生命节律发生紊乱，这种紊乱会导致一系列内分泌功能的失调，进一步影响女性的排卵周期，一旦排卵周期被打破，就会出现月经不调。研究证实，经常熬夜的女性，出现月经不调的概率是作息规律者的2倍，其痛经、情绪波动也更为常见，而月经不调随之使得孕激素分泌不平衡，孕激素分泌不平衡恰恰是一些女性高发肿瘤如子宫肌瘤等的重要原因。

所以，女性朋友应该尽量避免熬夜。但在避免熬夜的同时也要了解，有规律的睡眠比睡眠时间更为重要，也就是说，睡眠不足固然对身体健康不利，但是可以利用其他的时间来弥补不足，这样一来患妇科疾病的危险就能得到一定的控制。这对于经常上夜班的一些女性来说是至关重要的，因为只要健康合理地安排每天的 24 小时，保持正常的睡眠规律，并加强饮食营养、身体锻炼、定期到医院检查身体等，健康还是可以保障的，不必因此而恐慌。当然，如果没有非要晚睡不可的理由，保持正常的、有规律的健康睡眠还是十分必要的。

为了远离妇科疾病，也为了维护身体的健康，各位女性朋友一定要减少熬夜的次数，以免受伤害。另外，想要预防妇科疾病，除了规律的作息以外，女性朋友还可以从其他健康的生活习惯入手，如远离饮酒、吸烟等不良嗜好，避免不安全的性生活，加强身体锻炼，已婚的女性则需要每年定期进行妇科检查。

少用护垫，
以免垫出妇科隐患

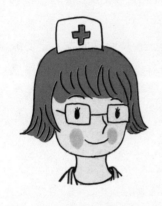

护垫是女性必备的卫生用品，它可随时更换，简单方便，保持私处清洁，尤其在月经期前后女性分泌物增多的时期，更是派上了大用场。使用卫生护垫的出发点是为了清洁，多数长期使用卫生护垫的女性朋友都认为，每天使用护垫可以避免阴部和内裤的直接接触，有助于保持阴部的清洁，尤其是现在流行的各种清香型、抗菌型卫生护垫，均受到年轻女性的欢迎。可是很多女性朋友却因为小小的卫生护垫"酿成大祸"，惹来了宫颈糜烂。长期使用护垫会给女性朋友带来哪些隐患？

1. 天天使用卫生护垫，最容易埋下妇科隐患

● 多数护垫底部都有一层塑料，其吸收力不如普通的卫生巾，吸收力较弱的卫生护垫会使湿气停留在皮肤上一段时间，由于透气性差，很容易造成阴部潮湿、出汗，使病原菌滋生。所以长期使用卫生护垫，很容易使阴部因透气不良而导致感染。

● 长期不更换卫生护垫会使局部湿度和温度都大大增加，尤其是在潮热的气候中更加明显，这样不仅给细菌和真菌的生长创造了适宜的条件，而且破坏了阴道的酸碱度，降低了局部的保护屏障作用，进而造成阴道炎、外阴瘙痒等。

● 卫生护垫也可能会摩擦皮肤，容易引起局部皮肤或毛囊的损伤，发

生外阴毛囊炎等疾病。

因此，卫生护垫不宜长期使用，且使用护垫就没必要天天清洗局部的想法更是错误的。有些女性使用护垫主要是为了应付过多的分泌物和下体的异味，如果见于类似情况，可能表明身体内已经存在某些疾病了，这时候应该及时到医院接受检查和治疗。

2. 对于使用卫生护垫，要注意以下几点

● 夏季人体容易出汗，因此，女性在不必要的情况下尽量不使用卫生护垫。

● 对于部分人群来讲，一些有添加剂或者有香味的卫生护垫可能会增加过敏的概率。一些宣称有抗菌、止痒等保健功能的芳香或药物的护垫，对于患有妇科疾患的女性可以用来防病保健，但是对于健康的女性不宜选择。因为药物多是经过浸泡进入护垫内的，烘干后的卫生巾里药物成分很少，即便残留一些，也很难通过皮肤被吸收。经常使用有药物功能的护垫，反而会降低私处自我免疫和清洁作用，更容易遭受侵害。

● 即使使用卫生护垫，也要注意及时更换，以免影响女性下体自身的酸碱环境的调节。

● 卫生护垫要根据工作环境、性质、季节、身体状况而更换，如分泌物少时基本上1天1个即可，天气炎热或者工作紧张、常出汗时要及时更换。

总之，只要女性的外阴局部能够长期保持清洁、干燥、透气就好。此外，现在很多人为了收腹，经常会穿一些贴身、透气性不好的尼龙腹带，这时更要慎重使用卫生护垫，以免加重局部不透气的情况，从而出现外阴瘙痒。建议还在使用护垫的女性朋友应尽快放弃护垫的使用，不要让它给你的身体带来伤害。

混洗衣物为什么会成为
妇科疾病的新源头

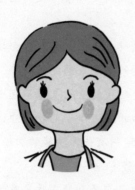

如今，随着生活水平的提高，各种机器的使用代替了手工劳作。无论是城市还是农村，几乎每家都有洗衣机，有些女性由于白天忙于工作，晚上回家疲惫不甚，所以面对要洗的衣物，不管是床单、被罩，还是内衣、内裤、袜子，只要能放进洗衣机洗的，就决不自己动手洗。殊不知，衣物的混洗和洗衣机内细菌的"传染"，正在诱使一些妇科病的发生。

内衣一定要注意和外衣分开清洗，尤其是女性和儿童。外面的衣服到底有多脏，肉眼一般是难以分辨的。很多时候看上去很干净的衣服，实际上还存留大量的细菌，这时如果将外衣和内衣一起洗，则很有可能导致真菌性阴道炎。很多女性反复治疗真菌性阴道炎，却没有太大的改善，其中很重要的一方面原因就是没能切断衣物混洗这一污染源。若女性长期不注意，导致阴道炎反反复复，还可能会引起其他更为复杂的妇科炎症。

而且，如果将大人和孩子的衣物混合清洗，会使儿童得妇科病的概率大大增加。千万不要以为只有成年女性才会得妇科病，若卫生防护不当，小女孩也有可能被传染。有些家长将自己的衣物和孩子的放在一起混洗，还有些家长甚至将全家人的洗衣盆当作孩子的洗澡盆，这使得很多女孩小小年纪便患上了妇科疾病。

说到洗衣机，它在我们的心目中就是一台清洁器，很多人都没有定期清洁洗衣机的习惯。不仅如此，很多家庭将洗衣机放在卫生间等潮湿的地方，加之洗衣机的内部不容易干燥，更加快了细菌的繁殖速度。

　　因此，内衣和外衣应该严格分开清洗。而且，内衣最好是选用肥皂手洗，不要用加酶洗衣粉。如果使用加酶洗衣粉，漂洗不干净，残留在内衣上的加酶洗衣粉就会对乳房表面的上皮细胞侵蚀而发生病理性变化，引发乳腺炎。这一点，尤其是孕产期、哺乳期的女性要更加注意。内裤应该经常换洗，最好用开水烫洗，或者拿到有太阳的地方晾晒，以起到杀菌的作用。

　　至于洗衣机，则应该摆放在通风、明亮的地方，每次使用完以后应该打开洗衣机盖子通风一段时间，使其内部充分干燥，抑制微生物的滋长，并且要把洗完的衣服尽快拿出来晾晒干，不要长时间闷在洗衣机里。另外，如果条件允许，可以每 3 个月到半年对洗衣机进行一次清洗。

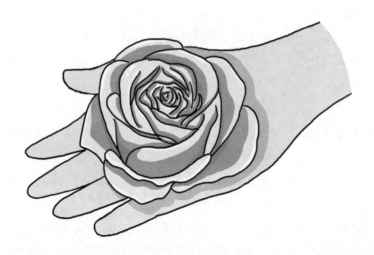

甜食吃得太多
也会引起妇科病

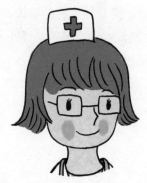

现在很多年轻的女性，由于平时工作忙，所以在难得的周末一定要玩得痛快。有些年轻女性，无论是看电影还是看电视，都喜欢一边看一边吃零食；跟男友或者闺蜜逛街，走累了就去咖啡厅一坐，点些甜品，一边吃一边聊；或在上班的空档，也能忙里偷闲吃点含糖量高的小食品来抵挡饥饿……

可以说甜食、零食之于女性的诱惑，绝不亚于儿童。但事实上"多吃糖比吸烟危害更大。"妇科专家更是强调，女性多吃甜食容易得妇科病。对于成年女性而言，最常见的疾病不是感冒，而是生殖系统的感染。因此，预防妇科疾患首先要控制甜食的摄入。

研究发现，经常过量食糖的女性容易患有多种疾病，阴道炎就是其中之一。在临床诊断中，发现许多易得妇科病的女性，血糖或尿糖明显高于正常水平。实验证明，当90%的患者在减少日常糖分摄入量后，1年内鲜有念珠菌阴道炎的感染或复发。这说明，糖分摄入量与念珠菌感染有密切联系。

女性阴道的 pH 值在 3.8 ~ 4.4 之间，是一个偏酸性的环境，而且阴道内部温暖潮湿，很适合念珠菌生长。30% 的孕妇和 10% ~ 20% 的非孕产女性阴道内都有此菌寄生，但它们只有在全身及阴道局部细胞免疫力下降时，才会出现明显症状。尤其当女性因食糖较多而导致血糖或尿糖偏高时，阴道内糖原增加，酸度增高，促使酵母菌大量繁殖，从而容易导致发病。

　　其实，有很多食疗小方适合女性朋友食用。不想拒绝美食诱惑，又担心引发妇科疾病的女性可以尝试一下。

●　**茯苓山药汤圆**：取生晒参3克，茯苓10克，山药15克，糯米粉250克，红豆沙50克，赤砂糖100克，熟猪油20克。将人参、山药分别洗净，晒干，粉碎成细粉，与红豆沙、赤砂糖、熟猪油混合拌匀，做成馅料备用。将糯米粉用开水搅拌，揉软，做成糯米粉团，并将馅料包入，做成汤圆。投入沸水锅中，煮熟即可食用。

●　**一品山药饼**：取山药500克，面粉150克，核桃仁、什锦果料、蜂蜜、猪油、水淀粉各适量。将山药去皮、蒸熟，加面粉揉匀，做成圆饼状，摆上核桃仁、什锦果料，上蒸锅蒸20分钟。再将蜂蜜、猪油加热，用水淀粉勾芡，浇在圆饼上即可。

●　**芡实粉**：取芡实500克，白糖适量。将芡实晒干或烘干，研成细粉，加少许糖，开水调服，每天2次，每次10克。

●　**冬瓜子炖冰糖**：取生冬瓜子40克，冰糖屑20克。将生冬瓜子洗净，晒干或烘干，研成细粉，与冰糖屑同放入碗中，隔水炖30分钟即可食用。

●　**山药莲子薏苡仁粥**：取山药、莲子、薏苡仁各30克。将莲子去皮、去心，与山药、薏苡仁共同放入锅中，加500毫升水，用文火煮熟即可食用，每日2次。

●　**果香蜜**：取苹果肉400克，胡萝卜300克，橘子肉200克，桃肉150克，蜂蜜50克。将以上4种果蔬切碎、榨汁，调入蜂蜜后即可饮用，每日1剂。

　　以上食疗小方简便效廉，完全可以成为替代甜食的健康食品。女性若吃过多甜食会引起妇科疾病，尤其是阴道炎。因此，女性朋友要想远离妇科疾病，千万不可贪吃糖，切不可为了一时味蕾的满足而毫无顾忌地贪恋甜食。

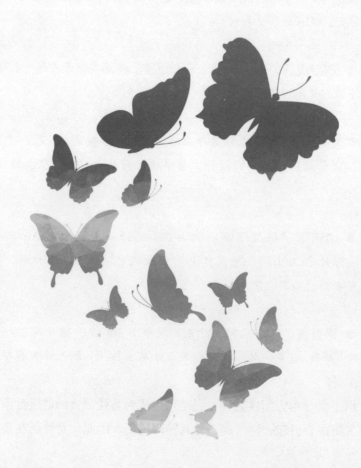

少用冷水，
在细节处呵护自己

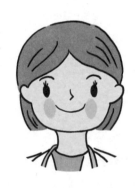

现在很多年轻女性都特别喜欢吃各种各样的冰激凌，不仅在夏天吃，甚至在冬天也随处可见边吃甜筒边逛街的女性；还有些女性喜欢在夏天洗冷水澡、喝冰镇饮料，冬天用凉水洗漱、洗衣服，就连经期也不顾忌。如此时间一长，问题就会逐渐显现出来，每当贪吃冷饮或者常用冷水，给女性朋友带来的最大危害就是痛经。

有的女性每当经期来临时，就会脸色苍白，小腹冷痛，有时连腰都直不起来，下体还伴有酸痛感。这都是平时自己不注意，贪吃冷饮、惯用冷水导致的。尤其是月经期间，女性更不能不注意。月经期间是女性身体状况比较薄弱的时期，这一时期盆腔会明显充血，如果遇到突然的寒冷刺激，就会引起子宫、盆腔内的血管痉挛收缩，从而发生痛经。当生冷食物进入消化道之后，容易刺激子宫、输卵管收缩，诱发或者加重痛经。

关于因寒凉所致的痛经，有没有哪些可以温经暖宫的好食材呢？下面就来为饱受痛经折磨的女性介绍几种温经暖宫、化瘀止痛的食疗妙方。

● **肉桂红汤粳米粥**：取肉桂 3 克，粳米 60 克，红糖 20 克。将肉桂研磨成细粉，备用；将粳米淘洗干净，放入锅内煮成稠粥，加入肉桂粉、红糖，调匀即可。于月经前 1 周开始服用，每天早、晚分服。

● **当归羊肉汤**：取当归、生姜各 15 克，羊肉 200 克，一起放入电锅里炖熟即可，吃羊肉喝汤。

● **肉桂麦芽糖汤**：取肉桂 10 克，小茴香 15 克，麦芽糖适量，清水煎服。于月经前 3 日服用。

● **山楂桂枝红糖汤**：取山楂肉 15 克，桂枝 5 克，红糖 30～50 克。将山楂肉、桂枝装入瓦煲内，加清水 2 碗，用文火煎至 1 碗时，加入红糖，调匀，煮沸即可。本品尤其适用于女性寒性痛经及面色无华者。

● **山楂酒**：取山楂干 300 克，低度白酒 500 毫升。将山楂干洗净、去核、切碎，装入带塞的大瓶中，加入白酒，塞紧瓶口，浸泡 7～10 日后饮用，每次 15 毫升，浸泡期间每日摇晃 1～2 次。本品不仅可以治疗女性痛经，而且可促进身材和皮肤健美。

其实不仅仅是痛经，女性受冷水刺激以后还会诱发多种妇科疾病。这是因为女性皮肤内的传感器非常灵敏，只要大脑接收到冷的信息，瞬间就会感受到冰凉，血管自然就会收缩。如果经常贪食冷饮、惯用凉水，人体就会产生一系列的应激反应，如心跳加快、血压升高、肌肉收缩、神经紧张等，对女性怀孕、生理健康都会产生不良影响。

所以，大多数爱吃冷饮、平时不注意保暖的女性，月经来得都不顺畅，且若长期如此，便会造成寒气郁积子宫，导致经血减少、痛经等症状出现，更严重者会增加子宫肌瘤等妇科疾病的患病率。

因此，女性平时要少接触冷水，尤其是月经来临前不宜大量食用冰凉食品，而应该多食肉桂、生姜、干姜、艾叶、红糖、羊肉等食物。同时还应该注意经期不要洗冷水澡，也不应长时间待在空调房，更不要在阴凉的地方睡觉。

善待乳房，
哪些食物能养护它

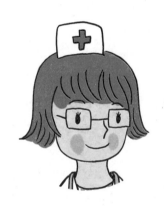

女人的乳房是很娇弱的，因此要在多方面进行综合养护。如今，民间流传的关于乳房健康与饮食的说法越来越多，孰真孰假令人眼花缭乱。所以，哪些食物对乳房健康有好处，还是要进行科学分析的。

1. 对乳房健康的食物

● **大豆**：豆制品中含有的异黄酮能调节女性体内的雌激素水平，减少乳房不适。

● **菌类**：菌类能增强免疫力，有较强的防癌作用。研究表明，多吃食用菌可有利于女性乳房的健康。如银耳、黑木耳、香菇、猴头菇、茯苓等菌类，均是天然的生物反应调节剂，能增强人体免疫能力，有较强的防癌作用。

● **海带**：海带是一种大型的食用藻类，对于女性来说，不仅有美容、美发、瘦身等保健作用，还能辅助治疗乳腺增生。研究发现，海带之所以具有缓解乳腺增生的作用，是由于其中含有大量的碘，可促使卵巢滤泡黄体化，使内分泌失调得到调整，降低女性患乳腺增生的风险。

● **坚果、种子类食物**：包括含卵磷脂的黄豆、花生等，这些食物中都含有大量的抗氧化剂和维生素 E，既抗癌又能让乳房更富有弹性。

● **鱼类及海产品**：如黄鱼、甲鱼、泥鳅、带鱼、章鱼、鱿鱼、海参、牡蛎等均富含人体必需的微量元素，有独特地保护乳腺的作用。

● **牛奶及乳制品**：乳制品含有丰富的蛋白和钙质，可预防乳房炎症。

● **水果**：葡萄、猕猴桃、柠檬、草莓、柑橘、无花果等水果，可让女性在摄取多种维生素的同时，获得抗乳腺癌的物质。

2. 能丰胸的食物

女性的乳房除了要健康，也要丰美，很多女性对自己的身材要求较高，特别希望自己的乳房能够更加丰满、坚挺，而常吃以下这些食物，能达到丰胸功效。

● **谷类**：经常食用如小麦、玉米及一些杂粮，对乳房均具有保健作用。小麦含有大量的可溶性和不可溶性纤维素，可溶性纤维素能够帮助身体降低胆固醇；不可溶性纤维素则有助于预防癌症。玉米更被营养专家肯定为最佳的丰胸食品。

● **奶制品**：丰富的蛋白质及脂肪能有效地丰胸。因此，想要丰胸的女性，平时应该常喝牛奶、优酪乳、羊奶等乳制品。

● **水果类**：木瓜能加速乳腺发育，是大家耳熟能详的丰胸食物。无论是木瓜牛奶还是清炖木瓜，对丰胸都有一定的功效。此外，能够丰胸的水果还包括水蜜桃、樱桃、苹果等。

● **胶质类**：胶质是丰胸必备的食物，如海参、鸡脚、鸭脚、牛筋、猪脚、猪尾巴等都含有丰富的胶质。

● **蔬菜类**：莴苣类蔬菜的丰胸效果和胶质不相上下，如玉米、马铃薯、番茄、地瓜叶等。

● **坚果类**：坚果类食物如杏仁、芝麻、花生、核桃、腰果、莲子、黄豆等，它们的皮含有帮助胸部发育的成分，因此吃这些坚果类食物时，要连皮一起吃。

● **海鲜类**：海鲜类食物如牡蛎、蚵、蛤蜊等，都含有丰富的矿物质——锌，能刺激荷尔蒙分泌，让胸部变丰满。

女性在注意健康食物的同时，还要规避不健康的食物，这样才能更好地养护乳房，如远离盐和其他含钠元素量高的食物以及热量、脂肪、胆固醇含量较高的肉类食品等。

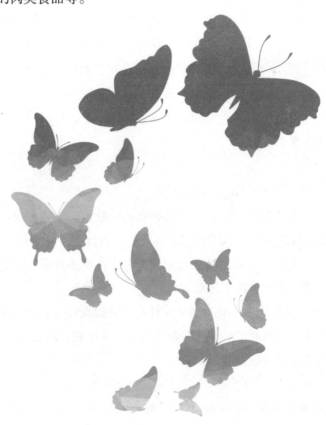

人工流产后身体虚，
"小月子"里要怎样补

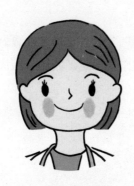

不管是什么原因导致的流产，都不是人们想要看到的。人工流产对于女性身体和心理上产生的双重伤害尤其严重。人工流产手术后一般需要休息半个月或1个月的时间，民间俗称这段时间为"小月子"。人工流产手术虽然是一种比较安全的小手术，但是子宫、卵巢等相关器官也需要经历修复的过程，如果调养得宜，身体状况就能够恢复如初；但是如果不注重调养，身体状况就可能由此走下坡路，严重的甚至导致日后不孕，所以"小月子"期间一定要格外重视。

1. "小月子"期间的饮食调整

女性在人工流产后，需要对各种食物的数量、质量以及相互搭配方面做出更为合理的安排，以满足"小月子"期间机体对蛋白质、糖类、脂肪、维生素、无机盐、水和纤维素的需求。为促进"小月子"时期的康复，此时的饮食调整应注意以下几点。

● **多补充蛋白质**：蛋白质是机体的重要组成成分，摄入不足会导致机体抵抗力降低。因此"小月子"期间，可以多补充些鸡肉、瘦猪肉、蛋类、奶类、豆类等富含蛋白质的食物。

● **经常补充水分**：女性在人工流产术后，由于气血两虚，容易出汗，因此应该多补充水分，且应该少量多次，以减少水分的蒸发。由于汗液中排出水溶性维生素较多，尤以维生素C、维生素B_1、维生素B_2更多，所以此期间还应该多吃新鲜蔬菜、水果，在补水的同时还能预防便秘。有的人因受传统观念影响，认为在"小月子"期间不可吃水果，其实这样会影响女性维生素和矿物质的摄入，并不利于产后恢复，只要不过食生冷的水果即可。

● **控制脂肪摄入**："小月子"期间的女性，在正常饮食的基础上，应该限制脂肪的摄入，术后1周之内最好将脂肪控制在每天80克左右。

2. "小月子"期间的食疗妙方

● **鸡蛋枣汤**：取鸡蛋2个，大枣10枚，红糖适量。在锅内放水煮沸，加入鸡蛋，待水再沸腾时加入大枣和红糖，文火煮20分钟即可。本品益气养血，适用于"小月子"时期气血不足的调养。

● **参芪母鸡**：取老母鸡1只，宰杀后去毛及内脏；党参、黄芪、淮山药、大枣各50克，黄酒适量。将母鸡加黄酒淹浸，其他4味药材放在鸡周围，隔水蒸熟即可，分数次服食。本品具有益气补血的作用，适用于流产后的调补。

● **糖饯红枣**：取干红枣、红糖各50克，花生米100克。将干红枣洗净后用温水浸泡，花生米略煮，去皮备用。再将枣与花生米同入小铝锅内，加适量水，以文火煮30分钟，捞出花生米，加红糖，待红糖溶化收汁即可。本品具有养血、理虚的作用，适用于流产后贫血的女性。

● **乳鸽枸杞汤**：取乳鸽1只，去毛及内脏杂物，洗净；枸杞30克，盐少许。将乳鸽放入锅内加水，与枸杞共炖，熟时加盐调味即可。食肉饮汤，每日2次。本品具有益气、补血、理虚的作用，适用于人工流产后体虚及病后气虚、体倦乏力、表虚自汗等的女性。

3. 人工流产后的日常护理

● **"小月子"里要注意适当休息**：女性在人工流产术后 3 天最好卧床休息，因为手术后子宫内膜留下了创面，如过早活动则可能延长阴道出血时间，一般半月内应避免参加体力劳动和体育锻炼。

● **要适当增加营养**：因为人工流产手术会引起少量出血，使身体受到一定的损伤，所以，应及时补充一些富含蛋白质、维生素的食品，如瘦肉、鲜鱼、蛋类、奶或豆制品等。

● **密切观察出血情况**：女性一般在人工流产手术后 3 ~ 5 天阴道流血渐渐停止，最多不超过 10 ~ 15 天。如果阴道流血量超过月经血量，持续时间过长，甚至伴有下腹痛、发热、白带混浊、有臭味等异常表现，则应考虑有感染或子宫内有残留物的存在，应及时就诊治疗。

● **坚持做好避孕**：女性在人工流产手术后 1 个月左右，卵巢就会恢复排卵，随后月经来潮。因此，手术后只要恢复性生活，就要进一步加强避孕措施，在医生的指导下，采用合适的避孕方法或绝育措施，以防再次怀孕。

● **注意个人卫生**：由于术后子宫内膜留下创面，阴道分泌物增多，使之成为细菌感染、繁殖的温床，因此，女性要特别注意外阴部的清洁卫生，及时淋浴清洗外阴部，卫生纸要进行消毒并时常更换，半月内避免盆浴，勤换洗内裤，并在 1 个月内绝对禁止同房，以防止细菌感染。

以上都是人工流产后女性预防子宫内膜炎、输卵管炎、盆腔炎等妇科疾病的重要措施，由于人工流产术后机体的抵抗能力降低，在补充足够营养物质的同时，切记不可忽视了"小月子"时期的日常护理。

预防阴道炎，
常喝酸奶真的可以吗

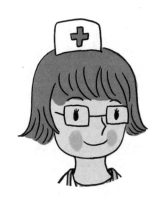

近几年来，阴道炎渐渐成为妇科门诊最常见的疾病之一。阴道炎临床上常表现为白带的性状发生改变以及外阴瘙痒灼痛，可有性交痛、尿痛、尿急等症状。常见的阴道炎类型有细菌性阴道炎、真菌性阴道炎、念珠菌性阴道炎、滴虫性阴道炎等，主要由细菌、真菌及原虫引起。阴道由于其特殊的生理结构，每个女性的阴道都带有可致病的不同菌群，当人体抵抗力下降的时候，菌群数量失调即可发生炎症。

阴道炎是一种发病率很高的妇科疾病，除了不注意个人卫生会导致阴道炎以外，使用药物不当或者饮食偏嗜也有可能诱发阴道炎，尤其是真菌性阴道炎。研究证实，长期口服避孕药、雌激素制剂、四环素类抗生素、可的松类激素制剂的女性，以及经常不食用某些食品的女性，真菌性阴道炎的患病率明显偏高。药物固然是不可以乱服的，但是不是经常食用某些食品就能降低患真菌性阴道炎的风险呢？有人说，喝酸奶可以预防阴道炎，到底是不是真的呢？

酸奶对身体有很大的帮助，它不仅物美价廉，而且营养丰富，可以补充人体所需的营养成分，是保健佳品。但是，喝酸奶治阴道炎这一说法在妇科炎症的治疗方法中从来没有这方面的记载，所以这种说法是缺乏事实根据的。

1. 酸奶不能预防阴道炎的原因

● 酸奶中的活性乳酸杆菌虽然可以在酸性环境下繁殖生长，但这并不意味着喝酸奶就能让阴道环境变酸，因为酸奶是在消化道中运行的，各种消化液会杀死活性乳酸杆菌，即使有少数乳酸杆菌能够侥幸到达大肠且仍有活性，也很容易随着粪便排出体外。而属于生殖系统的阴道，和消化系统之间并无通路，乳酸杆菌根本不会进入阴道。所以喝酸奶不能改变阴道内菌群的状态，更谈不上改变阴道内环境和预防阴道炎了。

● 不是所有嗜酸的菌群对防治阴道炎都有用。就算是不喝酸奶，而是直接把活性乳酸杆菌注入阴道内，这些乳酸杆菌也不一定能够正常的存活。而且就算乳酸杆菌在阴道内大量生长和繁殖，也并非一定是好事。因为它会破坏阴道正常的生理环境，从而诱发炎症，也许恰恰就是这些大量滋生的乳酸杆菌造成了阴道炎。

● 喝酸奶防治阴道炎没有临床数据支持。没有任何一家医疗机构做过关于喝酸奶防治阴道炎的调查研究，经不起实践考验的理论就是谬论。从这点出发也可以得出，喝酸奶防治阴道炎未必管用。

2. 导致阴道炎的根本原因

● **清洗方法不科学**：有些女性用肥皂、浴液洗外阴，甚至乱用抗生素或中药浸浴，导致菌群失衡，虽然能暂时缓解症状，却不能从根源上解决，致使阴道炎反复发作。

● **忽略了性生活的清洁**：不洁性生活使外来细菌被带入，以及残留阴道的碱性精液使阴道正常的环境发生改变，从而导致阴道炎的复发。

● **经常熬夜等不健康的生活方式**：阴道炎也是一种"生活方式病"，有些人由于生活、工作的压力，很晚才能够休息，使生物钟被打乱，身体抵抗力下降，阴道的免疫力不断降低，则有害菌乘虚而入。因此，即便平时注意个人卫生，但抵抗力差还是会诱发炎症的感染。

● **乱用药、人为拖延病情**：大多数女性朋友对阴道炎没有引起足够的重视，加之工作繁忙，促使有些女性会自行到药店买一些洗液之类的药物，造成了人为地拖延病情。如果阴道炎在急性期没有得到彻底治愈，往往经久不愈、反复发作，所以建议女性朋友有病及时到正规的医院接受正规治疗。

● **用药疗程不足，治疗不够重视**：用药疗程不足是阴道炎反复发作的重要原因，有些女性一旦症状有所缓解就擅自停止用药，结果使病菌受到抑制，而疾病尚未彻底治愈，当阴道的 pH 值发生改变时，阴道炎就会再次复发。

3. 阴道炎的饮食宜忌

● **忌辛辣食品**：辛辣食品如辣椒、姜、葱、蒜等，多食易生燥热，使内脏热毒蕴结，出现牙龈肿痛，口舌生疮，小便短赤，肛门灼热，前、后阴瘙痛等症状，从而使阴道炎症状加重。

● **忌海鲜发物**：腥膻之品如桂鱼、黄鱼、带鱼、黑鱼、虾、蟹等水产品可助长湿热，食后能使外阴瘙痒加重，不利于炎症的消退，故应忌食。

● **忌甜腻食物**：油腻食物如猪油、肥猪肉、奶油、牛油、羊油等，高糖食物如巧克力、糖果、甜点、奶油蛋糕等，均有助湿增热的作用，会增加白带的分泌量，并影响阴道炎的治疗效果。

其实，只要女性正确认识阴道炎，就可以有效地防治阴道炎；只要杜绝外界因素，就可减少发病，所以重要的是加强预防。因此，女性平时要注意合理膳食，劳逸结合，加强锻炼，增强体质，调整好自己的心理状态，保持良好的心理健康和生活卫生，以提高自身的防病能力；并应珍惜夫妻感情，杜绝任何不洁性行为，以预防各种阴道炎的发生。另外，女性患阴道炎后，不要随便找游医乱治，而应到正规医院检查、治疗，不要听信传言，更不要讳疾忌医，以免耽误了治病良机。

药食同源，哪些食材
是女性一生的必需品

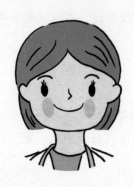

随着生活水平的日益提高，人们对于健康的要求也越来越高。对于疾病，人们不仅仅是被动地接受治疗，更多的是积极主动地采取预防措施，而在我国古代就提出了"药食同源"理论，更是为食疗保健提供了坚实的理论基础。如今，导致人体亚健康的疾病越来越多，化学药品的毒副作用愈加明显，因此，简便有效且无毒副作用的饮食疗法越来越受到人们的欢迎。女性像是娇嫩的鲜花，更需要养，那么都有哪些是女性一生必备的食材呢?

1. 阿胶

中医认为，阿胶味甘、性平，入肺、肝、肾经，功能补血、止血、滋阴润燥。在中药里，阿胶为"妇科圣药"，临床上多用于治疗妇女胎、经、产病和一些内科疾病。

● **胶艾汤**：阿胶与川芎、甘草、当归、熟地黄、艾叶、白芍同用，主治妊娠腹中冷痛或产后下血不止。

● **寿胎丸**：阿胶与菟丝子、桑寄生、川续断同用，能够止血保胎。

● **黄连阿胶汤**：阿胶与黄连、黄芩、白芍、鸡子黄同用，可治烦躁不安、失眠。

● **阿胶艾叶汤**：阿胶配伍艾叶，可防治流产、腹痛出血。

● **黄芪阿胶汤**：阿胶与黄芪、大枣同服，可治疗因分娩出血过多或月经量过多引起的气短、乏力、头晕、心慌。

值得注意的是，阿胶滋腻，有碍脾胃消化功能，因此有胃部胀满、消化不良、饮食不香，属脾胃虚弱的女性应慎用阿胶。

2. 龙眼肉

龙眼肉性温，味甘，归心、脾经，有补益心脾、养血宁神、健脾止血、利尿消肿的功效，尤其适用于病后血虚、体虚，气血不足，神经衰弱，心悸怔忡和失眠健忘的女性。

● **龙眼肉能够益气补血，增强记忆，消除疲劳。**

① 龙眼粥：取龙眼肉 30 克，红枣 10 枚（去核），粳米 100 克，加水煮粥，再加入适量红糖，早、晚各吃 1 碗，可补心脾，益气血，提高记忆力。

② 龙眼酒：取龙眼肉 200 克，加高粱白酒 500 毫升，浸泡 1 个月，于每晚临睡时饮用 15 毫升，可帮助缓解疲劳。

● **龙眼肉含有大量的铁、钾等元素，对于因贫血造成的心悸、失眠、健忘有补血养心、安神定志的作用。**

① 龙眼莲子粥：取龙眼肉 20 克，莲子（去心）15 克，糯米 30 克，加水煮粥食用，可补血养心，治体虚贫血。

② 龙眼炖鸡蛋：取龙眼肉 15 克，莲子（去心）30 克，鸡蛋 1 个，煲汤，食蛋喝汤即可，功能安神定志，用于治疗神经衰弱、失眠。

● **龙眼肉含较多铁及维生素，可减轻宫缩及下垂感，具有养血安胎的作用。**

玉灵膏：以剥好的龙眼肉，盛竹筒式瓷碗内，每次 50 克，加入白糖 5 克，素体多火者，再加西洋参片 5 克，碗口罩以丝绵一层，日日于饭锅上蒸之，蒸至多次。凡衰羸老弱，别无痰火便滑之病者，大补气血，力胜参芪，产妇临盆，服之尤妙。

但是需要注意，凡内有痰火及湿滞停饮的女性忌服龙眼肉。

3. 大枣

大枣味甘，性温，入脾、胃经。功能补中益气，养血安神，用于脾胃虚弱、中气不足、倦怠乏力、食少便溏以及轻微的更年期失眠与烦躁等。大枣与熟地黄、当归同用，可治疗血虚萎黄。

① 薏苡仁大枣粥：取薏苡仁 50 克，大枣 10 枚，糯米 100 克，红糖适量。将薏苡仁、糯米分别淘洗干净，用清水浸泡 4 小时，捞出沥干；红枣洗净、沥干。将薏苡仁、糯米一同放入锅内，倒入适量清水，先用武火煮开，然后转至文火，再加入大枣、红糖，熬煮成粥即可盛出食用。本品有温暖脾胃、补中益气的功效，适合脾胃虚寒、中气不足的女性食用。

② 大枣菊花粥：取大枣 5 ~ 10 枚，黑米 100 克，菊花 15 克，一同放入锅内，加适量清水煮粥，待粥煮至浓稠时，放入适量红糖。本品具有健脾补血、清肝明目的功效，常食可使面部肤色红润，起到保健防病、驻颜美容的作用。

但大枣能助湿生热，令人中满，故湿盛、脘腹胀满等消化不良的女性应少服；食积、虫积、龋齿作痛以及痰热、咳嗽者均应忌服。

4. 枸杞

枸杞味甘、性平，归肝、肾、肺经，有养肝、滋肾、润肺的功效，主治肝肾亏虚、头晕目眩、目视不清、腰膝酸软等。枸杞能补虚生精，可用来入药或泡茶、泡酒、炖汤，如能经常饮用，便可强身健体。

● 枸杞茶：以红茶 3 克，枸杞 20 克，用沸水冲泡即可。

● 枸杞菊花茶：将 20 粒枸杞、5 朵干菊花一起加水冲泡。

● 枸杞银耳羹：取银耳 15 克，枸杞 25 克，加适量水，用文火煎成浓汁，加入 20 克蜂蜜，搅拌均匀即可，隔日 1 次，温开水兑服。

● 杞菊地黄丸：取熟地黄、山茱肉、茯苓、山药、牡丹皮、泽泻、枸杞、菊花，炼蜜为丸，用治肝肾不足，目视不清或干涩眼病。

用枸杞泡水或煲汤，只饮汤水并不能完全吸收，因为受水温、浸泡时间等因素影响，只有部分药用成分能释放到汤水中，为了更好地发挥效果，最好将汤里的枸杞也一起吃掉。直接嚼服枸杞对营养成分的吸收会更充分，可将枸杞用水冲洗干净后嚼服，但服用量要减半。

一般来说，健康的成年人每天吃 20 克左右枸杞比较合适。枸杞要常吃，但不可一次大量食用。最适合吃枸杞的是体质虚弱、抵抗力差的人。每天吃少量枸杞且长期食用才能见效。虽然枸杞具有很好的滋补和治疗作用，但也不是所有人都适合服用的，由于它温热身体的效果较强，感冒发烧、身体有炎症、腹泻的人不宜食用。

5. 黑芝麻

黑芝麻性平，味甘，有滋补肝肾、养血补血、滋阴养发、生津增乳、润肠通便等功效，适用于肝肾阴虚型月经失调、闭经、先兆流产、习惯性流产、经前期综合征、神经衰弱、失眠、围绝经期综合征等。

● 芝麻蜜糕：取黑芝麻 100 克，蜂蜜 150 克，玉米粉 200 克，白面 500 克，鸡蛋 2 个，发酵粉 1.5 克。先将黑芝麻炒香、研碎，加入玉米粉、蜂蜜、面粉、鸡蛋液、发酵粉，加水和成面团，以 35℃保温发酵 1.5 ~ 2 小时，上蒸锅蒸 20 分钟即熟。本品有健胃、保肝、促进红细胞生长的作用。

● 芝麻杏仁蜜：取黑芝麻 500 克，炒香研末，甜杏仁 100 克，捣烂成泥，与白糖、蜂蜜各 125 克，共置瓷盆内，上锅隔水蒸 2 个小时，离火，冷却。每日 2 次，每次 2 ~ 4 匙，温开水冲服。本品有补肝益肾、润肺止咳的功效，是支气管哮喘患者的食疗方，并有一定防癌作用。

● 黑芝麻桑椹糊：取黑芝麻、桑椹各 60 克，大米 30 克，白糖 10 克。

将大米、黑芝麻、桑椹分别洗净，一同放入石钵中捣烂，向砂锅内放 3 碗清水，煮沸后放入白糖，再将捣烂的米浆缓缓调入，煮成糊状即可。本品有补肝肾、润五脏、祛风湿、清虚火的功效，常服可治病后虚羸、须发早白、虚风眩晕等。

● **芝麻核桃粥**：取黑芝麻 50 克，核桃仁 100 克，一同捣碎，加适量大米和水煮成粥。本品补肝肾，对继发性脑萎缩症有食疗作用。

● **芝麻木耳茶**：取生黑木耳、炒焦黑木耳各 30 克，炒香黑芝麻 15 克，共研末，装瓶备用。每次取 5 克，沸水冲，代茶饮。本品能够凉血止血，用于血热便血、痢疾下血的食疗。

● **黑芝麻枣粥**：取粳米 500 克，黑芝麻、大枣各适量。黑芝麻炒香，碾成粉。锅内水烧热后，将粳米、黑芝麻粉、红枣放入锅中，先用武火烧沸后，再改用文火熬煮成粥，食用时加糖调味即可。本品芳香扑鼻，甜润可口，具有补肝肾、乌发的食疗效果。

然而需要注意的是，黑芝麻整粒较难消化，不容易被人体吸收，所以最好研末食用。另外，黑芝麻富含丰富油脂，凡是大便溏泄的女性都不宜食用。

6. 西洋参

西洋参性寒，味甘、微苦，有补气养阴、清热生津的功效，可用于治疗气虚阴亏，内热，咳喘痰血，虚热烦倦，消渴，口燥咽干等。

● **西洋参冲剂**：取西洋参 5 克，切成片后放于碗中或杯中，用冷水浸泡 30 分钟，然后隔水蒸 30 分钟，连渣服用，每日 1 次。

● **龙眼肉西洋参膏**：取龙眼肉 60 克，西洋参 12 克，白糖适量，放于碗中，隔水蒸炖呈膏状，口服，每次 1 匙，每日 2 次。

需要注意的是，感冒、咳嗽者忌用西洋参。

　　除了以上几种既有食用价值又有药用价值的食材，酸奶、豆类、燕麦、红肉、西红柿等均有抗衰老、抗感染、预防妇科疾病等作用。

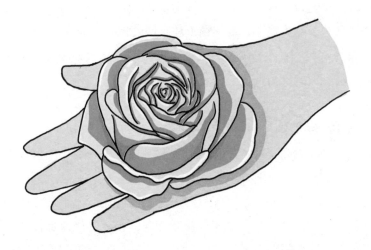

女人需要热养，为什么
不要做"冷美人"

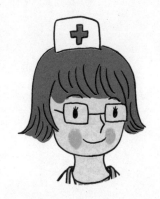

据调查研究显示，生活在温暖、阳光充足地区的女性寿命较长，而居住在气候凉爽地区的男性则活得更久，这一规律在全球范围内同样适用。之所以会得出这样的结果，是因为气候会影响人的心理和生理多个方面，进而影响寿命。

有研究对多名亚健康状态者的生存质量与躯体症状测评后发现，男性亚健康者排在首位的症状是怕热，女性则是怕冷。这也是很多女性一到冬天就手脚冰凉的体现。所以，女人为了身体健康，最好不要做冷美人。

中医认为，女人属阴，身体稍不注意便会偏寒、偏凉，出现月经不调、痛经等症状，所以女人更需要暖暖地呵护。以下几个方法可以帮助女性留住温暖，拒绝寒冷侵袭。

1. 艾灸神阙穴

神阙，位于腹部脐中央凹陷处，又称"脐中"，属于中医经络系统中任脉的一个重要穴位—神阙穴。人体先天的禀赋与神阙穴关系密切，中医有"脐为五脏六腑之本"、"元气归脏之根"的说法。肚脐皮薄凹陷，无皮下脂肪组织，皮肤直接与筋膜、腹膜相连，很容易受寒邪侵袭，但同时也便于温养，故神阙穴历来是养生要穴。温养肚脐，便可鼓舞一身之阳气。古时有不少"灸脐"使人健康长寿的记录，温暖身体的保健灸可用艾条或艾炷施行。其中用艾条灸神阙穴，是日常一种实用性很强的保健治疗方法。将艾条的一端点燃，放在距离肚脐处 2 ~ 3 厘米高的地方悬灸，持续时间为 10 ~ 15 分钟。艾条本身就有温通经脉、理气祛寒的作用，用它灸神阙，可发挥刺激穴位和燃艾温热刺激的双重作用。而艾炷灸是用艾绒做成一个蚕豆大"宝塔"状艾粒，放在皮肤穴位上点燃，或在"宝塔"下面垫上姜片或盐末等，称为隔姜灸、隔盐灸。神阙穴的隔盐、隔姜保健灸法，可间隔进行，每月 10 次左右，以每晚 9 点灸之为佳，一般每次可灸 3 ~ 5 炷，即点燃 3 ~ 5 个小"宝塔"，每次以感到局部温热舒适、稍有红晕为度。

2. 常吃温养的食物

● **干姜艾叶红糖茶**：取干姜 20 克，艾叶 10 克，红糖 30 克。将干姜、艾叶分别洗净，晾干后切碎，共同放入砂锅中，加水浸泡后煎煮 20 分钟，用洁净的纱布过滤，去渣取汁，再加入红糖，用文火煨煮红糖至溶化，搅拌均匀即可。本品有温经散寒的功效。

● **当归生姜羊肉汤**：取羊肉 300 克，当归 15 克，生姜 450 克，大茴香、桂皮、精盐、味精、五香粉、料酒各适量。将当归、生姜切片，放入纱布袋中扎紧口袋，备用。将羊肉放入锅中焯一下，用清水过凉，切成块，与药袋一同放入砂锅中，加入大茴香、桂皮和适量清水，先用武火煮沸，倒入料酒，再改用文火焖煮，然后取出药袋，滤尽药汁，捞出大茴香、桂皮，加精盐、味精、五香粉，搅拌均匀即可。本品具有温经散寒的功效。

● **党参肉桂红枣饮**：取党参 15 克，肉桂 3 克，红枣 10 枚，红糖 10 克。先将党参、红枣洗净，放入锅中煎煮 30 分钟，再加入肉桂，煎煮 5 分钟，去渣取汁，再趁热加入红糖即可。本品可以温补脾肾，适用于脾肾阳虚的女性食用。

● **杜仲腰花**：取鲜猪腰约 250 克，红辣椒 3 个，生姜、盐、鸡粉、植物油、醋、料酒、葱、生粉、生抽各适量。将猪腰平切成两半，片去腰臊，切成花状，姜、红辣椒切丝，葱切粒。将腰花除去血水，加生姜、生抽、料酒、醋、盐、生粉、鸡粉腌制。向热锅放入红辣椒，炒至八成熟盛出。再向锅内放植物油，烧开后倒入腌好的猪腰花武火爆炒，待成熟的时候放红入辣椒，并加少量油、辣椒、盐，起锅前加少许鸡粉和生葱即可食用。

3. 养成注意保暖的生活习惯

● **暖脚促睡眠：**双脚是女人的"第二心脏"。女性朋友们最好每天临睡前用 40℃左右的热水泡脚 15 ~ 30 分钟，如此不仅能缓解腰背疼痛，还能促进睡眠。怕冷的女性在晚上睡觉前，最好再穿上袜口宽松、保暖的棉袜，帮助双脚御寒。

● **暖食养肠胃：**女性朋友们最好少吃寒性、生冷食物，尤其是畏冷、手脚经常冰凉、易伤风感冒、处于生理周期的女性更应注意。女性在冬天可多吃些大枣山药粥、五色粥等粥品，且北芪党参炖羊肉、萝卜排骨汤能温补血气、增强体质和抵抗力，做菜时还可放些姜、胡椒、辣椒等有"产热"作用的调料。

● **暖水防妇科病：**女性做家务时最好多用温水。有数据显示，热水是冷水清洁和杀菌效果的 5 倍，不仅舒适，还能预防关节炎和妇科病。洗冷水澡更是女性的大忌，由于水温过低，人体会感到寒冷，产生一系列应激反应，如心跳加快、血压升高、神经紧张等。

● **暖体护子宫：**女人的生殖系统最怕冷，"只顾风度不顾温度"的直接后果就是月经不调和痛经。尤其是在冬天，女性朋友要特别注意脖子、腹部、腿部的保暖。